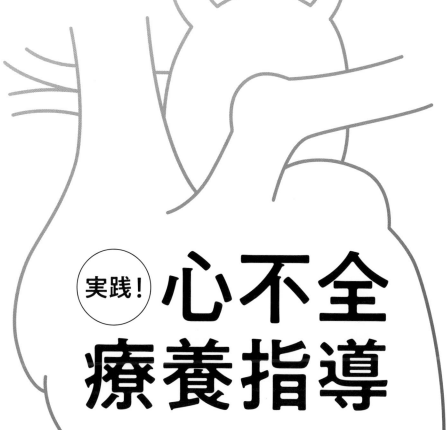

実践！ 心不全
療養指導

編集 筒井裕之
九州大学大学院医学研究院循環器内科学 教授

眞茅みゆき
北里大学看護学部看護システム学 教授

MEDICAL VIEW

本書では，厳密な指示・副作用・投薬スケジュール等について記載されていますが，これらは変更される可能性があります。本書で言及されている薬品については，製品に添付されている製造者による情報を十分にご参照ください。

Practical Guide to Patient Education by Heart Failure Educator
(ISBN 978-4-7583-2200-3 C3047)

Editors : TSUTSUI Hiroyuki, MAKAYA Miyuki

2023.3.20 1st ed

Medical View Co., Ltd.
2-30 Ichigayahonmuracho, Shinjyukuku, Tokyo, 162-0845, Japan
E-mail ed@medicalview.co.jp

序

　社会の急速な高齢化と循環器急性期診療の発展を背景に，わが国の心不全患者数は増加の一途をたどる「心不全パンデミック」の状況にあります．心不全医療では，心不全未発症段階のステージA，Bにおける生活習慣の改善などを含めた予防対策と同時に，ステージC，Dでは症状を抑え，再発・再入院を防ぐ治療が望まれています．再入院の予防には，セルフケア支援も含めた患者教育・支援が重要であることはいうまでもありません．さらに，心不全患者の高齢化が進んでいるため，多病，フレイル，認知症などが心不全診療を困難にする大きな要因となっています．こうした要因を1つひとつ解決していき，治療効果を高めるためには，ステージAからステージDまでのさまざまな病態にある患者の身体機能，心理，認知機能，社会的側面などを含めた包括的なアプローチが必要であり，心不全医療において多職種によるチーム医療が欠かせない理由となっています．

　チーム医療では構成メンバーの円滑なコミュニケーションが重要ですが，チームが最大限のパフォーマンスを発揮するには，チームメンバーである多職種の医療専門職が心不全医療における共通の知識をもつ必要があります．日本循環器学会が制度化した心不全療養指導士は，この共通知識を身に付け，心不全医療を担う多職種チームのなかで大きな役割を果たすことが期待されています．現在までに多くの心不全療養指導士が誕生し，各施設，地域では，さまざまな療養指導の取り組みがなされています．今後は多職種チームで具体的な症例を通して療養指導のあり方を議論し，さらに効果的な療養指導を目指す必要があります．

　本書では，心不全療養指導の実践で必要な知識，特にわかりにくくつまずきやすい知識について，症例を基に解説し，修得した知識を確認できるよう練習問題も掲載しています．また，重要な概念や病態，進展ステージに応じた療養指導などは図表にまとめ，目で見て理解できる構成となっています．さらに，実際の療養指導のヒントや工夫，落とし穴の対策を「ワンポイントアドバイス」としてまとめています．

　本書が，あらゆる場で心不全の療養指導に取り組むすべての医療従事者の実践活動の支えとなり，心不全医療の質の向上に少しでも寄与することを願っています．

2023年1月

九州大学大学院医学研究院循環器内科学 教授

筒井裕之

北里大学看護学部看護システム学 教授

眞茅みゆき

CONTENTS

Ⅲ章　実践した療養指導の評価・修正をしてみよう

1　症例報告書で実践した療養指導をどう振り返る?　───── 若林留美　172

2　療養指導をどう評価し, 修正する?　───────── 中野直美　181

略語一覧

A	ACCF	American College of Cardiology Foundation	米国心臓病学会財団
	ACE	angiotensin converting enzyme	アンジオテンシン変換酵素
	ACP	advance care planning	アドバンス・ケア・プランニング
	ADL	activities of daily living	日常生活動作
	AHA	American Heart Association	米国心臓協会
	ARB	angiotensin Ⅱ receptor blocker	アンジオテンシンⅡ受容体拮抗薬
	ARNI	angiotensin receptor neprilysin inhibitor	アンジオテンシン受容体ネプリライシン阻害薬
	ASV	adaptive servo-ventilation	適応補助換気
	AT	anaerobics threshold	嫌気性代謝閾値
B	BMI	body mass index	体格指数
	BNP	brain natriuretic peptide	脳性ナトリウム利尿ペプチド
C	CABG	coronary artery bypass grafting	冠動脈バイパス術
	CK	creatine kinase	クレアチンキナーゼ
	CKD	chronic kidney disease	慢性腎臓病
	COPD	chronic obstructive pulmonary disease	慢性閉塞性肺疾患
	CPAP	continuous positive airway pressure	持続的気道陽圧法
	CPX	cardiopulmonary exercise testing	心肺運動負荷試験
	CRPS	complex regional pain syndrome	複合性局所疼痛症候群
	CRT	cardiac resynchronization therapy	心臓再同期療法
	CRT-D	cardiac resynchronization therapy defibrillator	両心室ペーシング機能付き植込み型除細動器
	CTR	cardiothoracic ratio	心胸比
D	DM	diabetes mellitus	糖尿病
	DNAR	Do Not Attempt Resuscitation	—
	DVT	deep venous thrombosis	深部静脈血栓症
E	ESAS-r	Edmonton Symptom Assessment System Revised	エドモントン症状評価システム改訂版
G	GFR	glomerular filtration rate	糸球体濾過量
H	HFmrEF	heart failure with mid-range ejection fraction	左室駆出率が軽度低下した心不全
	HFpEF	heart failure with preserved ejection fraction	左室駆出率の保たれた心不全
	HFrecEF	heart failure with recoverd ejection fraction	左室駆出率が改善した心不全
	HFrEF	heart failure with reduced ejection fraction	左室駆出率の低下した心不全
I	IABP	intra-aortic balloon pumping	大動脈内バルーンパンピング
	ICD	implantable cardioverter defibrillator	植込み型除細動器
	IPOS	Integrated Palliative Care Outcome Scale	—
L	LVEF	left ventricular ejection fraction	左室駆出率
M	MMSE	Mini-Mental State Examination	ミニメンタルステート検査
	MR	mitral [valve] regurgitation	僧帽弁逆流
	MRA	mineralocorticoid receptor antagonist	ミネラルコルチコイド受容体拮抗薬

N	NSAID	nonsteroidal antiinflammatory drug	非ステロイド性抗炎症薬
	NT-proBNP	N-terminal prohormone of brain natriuretic peptide	N 末端プロ脳性（B 型）ナトリウム利尿ペプチド
	NYHA	New York Heart Association	ニューヨーク心臓協会
O	OMI	old myocardial infarction	陳旧性心筋梗塞
P	PCI	percutaneous coronary intervention	経皮的冠動脈インターベンション
	PET	positron emission tomography	ポジトロン放出型断層撮影
	PHQ	Patient Health Questionnaire	―
	PROMs	patient-reported outcome measures	患者報告アウトカム尺度
Q	QOL	quality of life	生活の質
R	RAA	renin-angiotensin-aldosterone	レニン・アンジオテンシン・アルドステロン
S	SAS	specific activity scale	身体活動能力指数
	SGLT2	sodium glucose cotransporter 2	ナトリウム・グルコース共輸送体 2
	S-ICD	subcutaneous implantable cardioverter defibrillator	皮下植込み型除細動器
	SLE	systemic lupus erythematosus	全身性エリテマトーデス
	SpO$_2$	oxygen saturation of peripheral artery	経皮的動脈血酸素飽和度
T	TAVI	transcatheter aortic valve implantation	経カテーテル的大動脈弁留置術
V	V̇E/V̇CO$_2$	ventilatory equivalent for carbon dioxide	二酸化炭素排出量に対する換気当量
	V̇O$_2$	oxygen uptake	酸素摂取量
W	WCD	wearable cardioverter defibrillator	着用型自動除細動器

執筆者一覧

■編集

筒井裕之	九州大学大学院医学研究院循環器内科学 教授
眞茅みゆき	北里大学看護学部看護システム学 教授

■執筆者（掲載順）

仲村直子	神戸市立医療センター中央市民病院看護部
松島将士	九州大学大学院医学研究院循環器内科学
水野　篤	聖路加国際病院循環器内科
堂垂大志	順天堂大学大学院医学研究科循環器内科学講座
砂山　勉	順天堂大学大学院医学研究科循環器内科学講座
末永祐哉	順天堂大学大学院医学研究科循環器内科学講座 准教授
岡田明子	北里大学看護学部看護システム学
比嘉洋子	北里大学看護学部看護システム学
芦川直也	豊橋ハートセンター 薬局長
宮島　功	近森病院臨床栄養部 部長
齊藤正和	順天堂大学保健医療学部理学療法学科 准教授
若林留美	東京女子医科大学病院看護部
西村勝治	東京女子医科大学医学部精神医学 教授
鈴木裕介	名古屋大学医学部附属病院地域連携・患者相談センター 病院准教授
平野美樹	医療法人鉄蕉会 亀田総合病院看護部
柴田龍宏	久留米大学病院心臓・血管内科 / 高度救命救急センター CCU
衣笠良治	鳥取大学医学部循環器・内分泌代謝内科学分野 講師
伊東紀揮	医療法人社団ゆみの 看護部長
中野直美	慶應義塾大学病院看護部

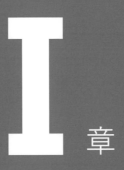

I 章

心不全療養指導
の基本の「キ」を
押さえよう

1 療養指導・患者教育の基本的な 考え方と基盤となる諸理論を 理解しよう

仲村直子

 この項目で押さえたいこと

1 心不全の療養指導は，患者や家族が自ら学ぶことを支援することが重要です。

2 心不全患者のこれまでの経験は，これからの学習に役立つ資源となります。

3 病みの軌跡を管理するために，患者や家族はさまざまな日常生活の問題に対応する必要があります。

4 症状マネジメントでは，症状の体験，症状マネジメントの方略，症状の結果から構成されます。

5 健康信念モデルでは，患者の病気のとらえ方，療養行動の障壁がなにかを確認することが重要です。

6 変化ステージモデルでは，前に進んだり，後ろに戻ったり，停滞しながら進んでいきます。

療養指導・患者教育の基本的な考え方のポイント

- 心不全療養指導は，成人教育であり，患者や家族が自ら学ぶ，学習するのを支援することが重要です（表1）[1, 2]。
- 心不全患者や家族が学びたいと学習の必要性を自覚できるように学習の動機付けを行う必要があります。
- <u>心不全患者の学習意欲，学習のレディネスをアセスメント</u>しましょう。
- 学習意欲やレディネスのアセスメントには，変化ステージモデルを参考にしましょう（p5「5．変化ステージ理論」参照）。
- 自己主導型学習では，学習者の経験はこれからの学習に役立つ資源と位置付けられています。
- <u>心不全患者の経験，これまでのこだわりは否定せず</u>，経験を生かして新たな療養行動

表1 学習の前提となる考え方

	教師主導型学習	自己主導型学習
学習者の自己概念	他者依存的なパーソナリティ	徐々に自己主導的になっていくパーソナリティ
学習者の経験の位置付け	学習のなかで活用するというより学習のプロセスで築き上げるもの	学習のための豊富なリソースになるもの
学習へのレディネス	心身の成熟度合いに応じて，変化するもの	生活の課題や諸問題への取り組みに応じて生じてくるもの
学習の志向性	教科内容の習得が中心となる学習	課題・問題の解決に取り組むことが中心となる学習
学習への動機付け	外的な報酬や罰	内的な刺激や好奇心

（文献2より転載）

が取り入れられるように支援しましょう。

- 心不全患者のこれまでの生活や経験を聴き，患者自身がなにを問題ととらえているのかを確認し，患者自らが療養行動に取り組めるように具体的な行動を提案し，患者に選択してもらうことが有効です。

療養指導の基盤となる理論とキーワード

1．病みの軌跡

- 日本循環器学会/日本心不全学会「急性・慢性心不全診療ガイドライン 2017年改訂版」では心不全の進展ステージについて述べられ，各ステージに治療や療養指導の目標が提示されています[3]。
- 看護においてはコービンとストラウスが病気の慢性的状態は1つの行路「軌跡」をもっていること，行路は適切に管理すれば方向付けることができることを示しています。軌跡の局面は，前軌跡期，軌跡発現期，クライシス期，急性期，立ち直り期，安定期，不安定期，下降期，臨死期の9つが挙げられます（表2）[4, 5]。

表2 病みの軌跡の9つの局面

局面	特徴
前軌跡期	病みの行路が始まる前。徴候や症状がみられない状況
軌跡発現期	徴候や症状がみられる。診断の期間が含まれる
クライシス期	生命が脅かされる状況
急性期	病気の合併症の活動期。その管理のために入院が必要となる状況
立ち直り期	障害や病気の制限の範囲内での受けとめられる生活のあり様に徐々に戻る状況
安定期	病みの行路と症状が養生法によってコントロールされている状況
不安定期	病みの行路や症状が養生法によってコントロールされていない状況
下降期	身体的状態や心理的状態が進行性に悪化し，障害や症状の増大によって特徴付けられる状況
臨死期	数週間，数日，数時間で死に至る状況

（文献4より転載）

- 心不全の療養指導では，患者がどのような軌跡をたどっているのか，今後どのような軌跡をたどると予測されるのかを理解し，支援する必要があります。
- <u>患者や家族は，病みの軌跡を管理するために，日常生活にさまざまな問題に対応しなければなりません。</u>
- 慢性疾患患者が病気の管理のために行う仕事は，危機の予防，症状制御，療養法の実践，生活時間の再編成，病みの軌跡と方向付け，社会的疎外への対応，生活の常態化，経済的な負担など多岐にわたります[6]。
- 療養指導を行ううえでは患者がおかれている上記のような状況を把握し，患者が実行可能な療養行動を提案することが重要です。決して押し付けになってはいけません。

2．セルフケア理論

- オレムのセルフケア理論が有名です。セルフケアとは，生命，健康，安寧を維持するために個人が自分自身で始め，実行する活動行為あるいは実践です[7]。
- 個人の能力の低下，もしくは能力を超えたセルフケアを要求されるような状況に陥ったときに，セルフケアの不足が起こるため，他者の支援が必要になります。
- 心不全患者は，療養上さまざまなセルフケアを求められますが，実際に実行できるかどうか，見きわめる必要があります。
- <u>セルフケアを支援する場合には，個人の能力を見きわめ</u>，療養行動が過度な要求にならないような配慮が必要です。

3．症状マネジメント

- すべての症状はコントロールされるべきものであるというのが基本的な考え方です。
- 症状の体験，症状マネジメントの方略，症状の結果から構成されます。
- 症状の体験とは，患者が主観的に体験したものであり，患者が症状をどのように認知し，症状をどのように評価し，どのように反応したかを含みます。
- 例えば労作時の息切れを自覚したときに，いつもと変わらないと評価すれば，行動は変えないという反応になりますが，いつもよりも症状が強いと評価すれば，動くのを止め安静にする，または病院を受診するという反応になります。
- <u>患者の症状の体験（認知，評価，反応）を聴き，症状をどのように評価しているのかを確認する必要があります</u>。
- そのうえで，どのように対応することが望ましいのか，そうするとどのような結果が得られるのかを支援します。

4．健康信念モデル

- 病気に対する脅威が大きく，行動変容による障害よりも利益が上回っていると認知された場合，患者は推奨された健康行動を取ります。
- 患者が心不全を軽く見積もっている場合は療養行動を実行しにくく，また療養行動を実行するためには生活の変更を余儀なくされ，それが難しいと判断した場合には療養行動を取らない可能性があるということです。
- <u>患者が心不全をどのような病気ととらえているのか</u>，また<u>療養行動を実践するための障壁はなにか</u>，それはどうすれば少し和らげることができるのかを一緒に考える必要

があります。

5．変化ステージ理論

- 変化ステージには，前熟考期，熟考期，準備期，実行期，維時期，完了期のステージがあります。
- 心不全ステージとは異なり，前に進んだり後ろに戻ったり，停滞したりしながら進んでいきます。
- 維時期は，6カ月以上望ましい療養行動を維持できていることを示しています。つまり，療養行動が身に付くまでにはそれだけの長い時間が必要で，医療者は患者の療養行動を見守り続ける必要があります。

6．自己効力感

- バンデューラの社会認知理論が有名です。行動科学理論の1つで，人間の行動変容を社会環境的枠組のなかでとらえた理論です。例えばウォーキングをする人が社会に増え，それを認知すればウォーキングを始めるというように行動が変化することを示しています。
- 自己効力感は，セルフエフィカシーともいわれ，なにか行動を起こすときに，個人が「できそう」，「やれそう」と思えることが重要です（図1）。自己効力感を高めるための支援を示します[8, 9]（表3）。

図1 自己効力感

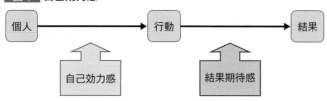

表3 自己効力感を高める支援

行動の達成	現実的な行動目標を立てることや漸次的なアプローチをすることによって，成功体験を積み重ねていく（small-step 法）
代理強化	成功している同じような状況の他者を観察し，自分でもできるかもという自信を得る
言語的説得	行動遂行の成功に対して，他者（医療者や家族など）が賞賛（励ましやサポート）を与える。意識的に成功を認知することができる
生理的喚起	課題遂行時の生理的な疲労や不安，痛み，うつなどの自覚に対し，自己の気づきを高めるために記録，モニタリングする

（文献8，9を基に作成）

7．ヘルスリテラシー

- 健康に関する情報を取得し，理解し，活用する能力のことです。
- 読み書きなどの能力，他者とのコミュニケーションの能力，情報を分析し，日常生活に適用するかどうか判断する能力などが含まれています。
- 全盲，聴覚障害など障害のある患者や日本語が話せない外国籍の患者だけではなく，

教育歴や育った環境などにも関係している場合があります。

● 療養指導を行う場合には，患者が情報を正しく理解できる能力があるのかをアセスメントし，患者が理解できるような方法で情報を伝える必要があります。

必須知識

■ 心不全の療養指導は，自己主導型学習が基本です。

ワンポイント アドバイス

● 心不全療養指導の際は，さまざまな理論やモデルがありますが，それぞれ異なる背景から生まれたため，混同しないことが大切です。その患者にとって適するものを1つ意識するとよいでしょう。

■**文献**

1）日本循環器学会：心不全療養指導士認定試験ガイドブック 改訂第2版. 南江堂，東京，2022，p14-17.
2）マルカム・ノールズ：学習者と教育者のための自己主導型学習ガイド−ともに創る学習のすすめ. 明石書店，東京，2005，p74.
3）日本循環器学会/日本心不全学会合同ガイドライン：急性・慢性心不全診療ガイドライン（2017年改訂版）. 2018.
http://www.j-circ.or.jp/guideline/pdf/JCS2017_tsutsui_h.pdf〔2023年1月閲覧〕
4）ピエール・ウグ：慢性疾患の病みの軌跡−コービンとストラウスによる看護モデル. 医学書院，東京，2003.
5）黒江ゆり子，藤澤まこと，普照早苗：病いの慢性性（Chronicity）における「軌跡」について−人は軌跡をどのように予想し，編みなおすのか−. 岐阜県立看護大学紀要 4(1)：154-160, 2004.
6）南 裕子：慢性疾患を生きる−ケアとクオリティ・ライフの接点. 医学書院，東京，1996.
7）ジュリア・B・ジョージ：看護理論集 増補改訂版. 日本看護協会出版会，東京，2003.
8）野川道子：看護実践に活かす中範囲理論. メヂカルフレンド社，東京，2011，p249-255, 265-272, 282-291.
9）佐藤栄子編：中範囲理論入門−事例を通してやさしく学ぶ 第2版. 日総研出版，愛知，2009，p455.

CHECK POINT　　Q. 正しいものに○，誤っているものに×を付けましょう。

☐	**1**	心不全の療養指導は，教え，教えられる関係が基本である。
☐	**2**	患者のこれまでの経験は療養指導の役に立つ。
☐	**3**	病みの軌跡は適切に管理することで方向付けられる。
☐	**4**	症状マネジメントでは，症状の体験，症状の評価，症状の結果の3つの視点が重要である。
☐	**5**	健康信念モデルでは，病気になる可能性，重篤性に加え，療養行動の障壁と療養行動を実践したときの利益が行動を取るかどうかに影響している。
☐	**6**	変化ステージモデルは，一方向に進んでいくモデルである。

（解答はp7参照）

練習問題

Q1 患者教育について正しいものはどれか。1つ選べ。

a. 心不全の療養指導は学校教育の姿勢で対応することが重要である。
b. 患者の関心よりも知識の提供が重視される。
c. 病気になったことが学習の動機となるため、動機付けの必要はない。
d. 学習者である患者、家族が自ら学ぶことを支援する。

Q2 患者教育の方法について正しいものはどれか。1つ選べ。

a. レディネスとは、患者のある課題に対する能力のことである。
b. 自己主導型の学習では、学習者の経験は学習に影響しない。
c. 患者のこだわりは患者教育の妨げになる。
d. 患者教育を開始する前に、患者の学習への意欲を評価する。

Q3 病みの軌跡について正しいものはどれか。1つ選べ。

a. 病みの軌跡は、病気の慢性的状態を1つの行路として示したものである。
b. 軌跡の局面には、8つの期がある。
c. 患者がどのような軌跡をたどり、また今後たどっていくのかを理解しながら療養指導を実施する。
d. 患者、家族が病みの軌跡を理解することは難しい。

Q4 症状マネジメントについて**誤っている**ものはどれか。1つ選べ。

a. 症状の体験、症状マネジメントの方略、症状の結果の3つの考え方で構成される。
b. 症状は患者の客観的な評価である。
c. 症状を評価する際には、患者の症状の体験を聴き、患者が症状をどのように体験しているか確認する。
d. 症状に対する適切な対処法を理解し、実施できるよう支援する。

Q5 健康行動に関する理論について正しいものはどれか。1つ選べ。

a. 健康信念モデルでは、病気にならない、病気を悪くしないための療養行動の利益のみを判断し、行動を起こすかどうか決定するとされている。
b. 変化ステージ理論では、変化ステージは、前熟考期、熟考期、停滞期、実行期、維持期、完了期のステージから構成される。
c. 自己効力感を高める支援の1つに言語的説得がある。
d. ヘルスリテラシーとは、情報を取得し、理解し、活用する能力のことである。

CHECK POINT解答 | 1 × | 2 ○ | 3 ○ | 4 × | 5 ○ | 6 ×

解 答 ・ 解 説

Q 1 　解答 d

[解説]
心不全を含む慢性疾患の患者教育では，学校教育ではなく成人学習の姿勢が重視され，患者の関心や思考を理解したうえで学習を開始することが求められます。患者や家族は病気になったからといって誰でも自発的に疾患や治療，必要な生活行動について学習するわけではないため，医療者は患者や家族が学習の必要性を自覚できるように学習の動機付けを行う必要があります。

Q 2 　解答 d

[解説]
レディネスとは，学習に対する準備状況の意味であり，患者教育を開始する前に患者の学習に対する意欲や準備状況を評価し，意欲や準備状況に合わせた教育を実施します。自己完結型の学習では，学習者（患者）の経験が役立つといわれています。さらに患者教育を行う際には，患者のこだわりや経験を新たな療養行動に生かせるような教育を実施しましょう。

Q 3 　解答 c

[解説]
病みの軌跡は，コービンとストラウスが病気の慢性的状態は1つの行路「軌跡」をもっていること，行路は適切に管理すれば方向付けられることを提唱しました。軌跡の局面には，前軌跡期，軌跡発現期，クライシス期，急性期，立ち直り期，安定期，不安定期，下降期，臨死期の9つの期があります。病みの軌跡をできる限り患者や家族と共有し，患者自身が現在の状況や今後の見通しを理解でき，自身の療養生活に生かせるような支援が求められます。

Q 4 　解答 b

[解説]
症状は患者の主観的な体験であり，症状マネジメントは症状の体験，症状マネジメントの方略，症状の結果から構成されます。症状を評価するうえで，患者の症状に関する経験は重要で，患者が症状をどのように体験し，評価したかを聞き取ることが必要です。そのうえで，患者が症状に対し適切に対処できるような支援が求められます。

Q 5 　解答 c

[解説]
健康信念モデルでは，療養行動の障壁と利益を判断し，行動を起こすかどうかを決定するとされています。変化ステージ理論では，前熟考期，熟考期，準備期，実行期，維持期，完了期のステージがあります。自己効力感を高める支援として，言語的説得のほかに「行動の達成」，「代理強化」，「生理的喚起」などがあります。

2 心不全の概念を理解しよう

松島将士

 この項目で押さえたいこと

1 心不全は心臓機能障害により呼吸困難や浮腫が出現し，運動耐容能が低下する症候群です。

2 心不全の各病期における適切な治療介入のために，心不全ステージ分類を用います。

3 各ステージにおける治療目標はステージの進行を抑制することです。

4 ステージAは危険因子を有するものの器質的心疾患がなく，心不全症候のない患者です。

5 ステージBは器質的心疾患を有するものの心不全症候のない患者です。

6 ステージCは器質的心疾患を有し，心不全症候を有する，もしくはその既往を有する患者です。

7 ステージDは心不全入院を繰り返す治療抵抗性の患者です。

心不全とは

- ●「心不全」とは，「なんらかの心臓機能障害，すなわち心臓に器質的および/あるいは機能的異常が生じて心ポンプ機能の代償機転が破綻した結果，呼吸困難・倦怠感や浮腫が出現し，それに伴い運動耐容能が低下する臨床症候群」と定義されます。
- ● 心不全の多くの症例では，左室機能障害が関与していることが多く，また臨床的にも左室機能によって治療や評価方法が変わってくるため，左室駆出率（LVEF）により分類されます。

- LVEFが40％未満の場合を「LVEFの低下した心不全 (HFrEF)」
  LVEFが40％以上50％未満の場合を「LVEFが軽度低下した心不全 (HFmrEF)」
  LVEFが50％以上の場合を「LVEFの保たれた心不全 (HFpEF)」
  と定義します。
- LVEF 40％未満であった患者が治療経過で改善した場合は，「LVEFが改善した心不全 (HFrecEF)」に分類されます (図1)[1]。

図1　LVEFによる心不全の分類

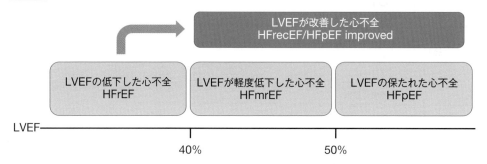

心不全の進展ステージ

- 心不全にはさまざまな分類が存在しますが，心不全の病期の進行については米国心臓病学会財団 / 米国心臓協会（ACCF/AHA）の心不全ステージ分類が用いられることが多いです[2]。2018年に改訂されたわが国の急性・慢性心不全診療ガイドラインにおいても「心不全の進展ステージ」が示されています (図2)[1]。

1．ステージA

- 危険因子をもつものの器質的心疾患および心不全症候のない患者で，「器質的心疾患のないリスクステージ」です。

2．ステージB

- 器質的心疾患を有するものの心不全症候のない患者で，「器質的心疾患のあるリスクステージ」です。

3．ステージC

- 器質的心疾患を有し，既往も含め心不全症候を有する患者で，「心不全ステージ」です。

4．ステージD

- おおむね年間2回以上の心不全入院を繰り返し，有効性が確立しているすべての薬物治療・非薬物治療について治療ないしは治療が考慮されたにもかかわらずニューヨーク心臓協会（NYHA）心機能分類 Ⅲ度より改善しない患者で，「治療抵抗性心不全ステージ」と定義されます。

図2 心不全とそのリスクの進展ステージ

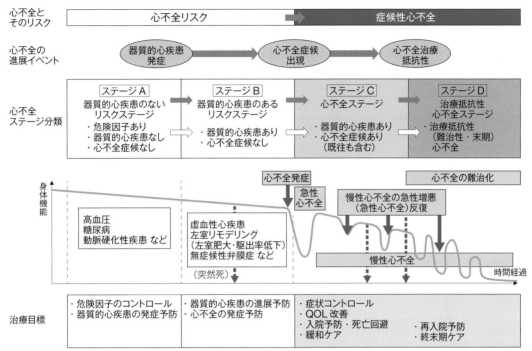

（厚生労働省脳卒中，心臓病その他の循環器病に係る診療提供体制の在り方に関する検討会：脳卒中，心臓病その他の循環器病に係る診療提供体制の在り方について（平成29年7月）より転載）

ステージAの患者像

- 高血圧，糖尿病，動脈硬化性疾患などの<u>**危険因子**</u>を有するものの，器質的心疾患は認めず心臓機能は正常で，心不全徴候がなく身体機能が保たれている患者です。
- ステージAの患者に対しては，高血圧，糖尿病，動脈硬化性疾患などの危険因子をコントロールし，<u>器質的心疾患</u>の発症を予防することが重要です。

ステージBの患者像

- 狭心症や心筋梗塞などの虚血性心疾患，高血圧による左室肥大や駆出率低下，無症候性の弁膜症など器質的心疾患を有するものの，心不全徴候がない患者です。
- ステージBでは器質的心疾患の進展予防と心不全の発症予防が重要です。また，心不全徴候はありませんが，不整脈による突然死のリスクについての評価と対応が必要です。

ステージCの患者像

- 心筋梗塞などの器質的疾患が原因となり，左室肥大や駆出率低下などから，呼吸困難や息切れ，浮腫などの心不全症状をきたした患者，およびその既往がある患者です。

- 急性心不全の初回入院や慢性心不全の急性増悪により身体機能が急激に悪化し，急性期治療によりいったんは回復しますが，身体機能は徐々に低下していきます。
- ステージCでは適切な薬物治療および非薬物治療が重要で，症状のコントロール，生活の質の改善，入院予防・死亡の回避が主眼となります。さらに，<u>緩和ケア</u>も考慮されます。

ステージDの患者像

- 適切な治療にもかかわらず心不全入院を繰り返し，身体機能が著しく低下した治療抵抗性・難治性心不全の患者です。
- ステージDの患者には治療薬の見直しを行います。それでも治療の効果が見込めない場合には，補助人工心臓や心臓移植などを含む特別の治療もしくは終末期ケアを検討します。

心不全における運動耐容能評価

- 運動耐容能の評価は，心不全ステージ進行の評価において重要です。
- 心不全の運動耐容能評価には<u>NYHA心機能分類</u>，<u>身体活動能力指数 (SAS)</u>，6分間歩行試験，<u>心肺運動負荷試験 (CPX)</u> が用いられます。運動耐容能の最も客観的な指標は最大運動時の酸素摂取量です。
- NYHA心機能分類はステージC，Dにおいて定義されます（図3）。特にステージCでは軽症から重症まで症候性心不全が該当するため，ステージ分類のみでは重症度の評価は困難です。
- NYHA心機能分類，SAS，CPXによる％最高酸素摂取量（% peak $\dot{V}O_2$）には，対比の目安が存在します（表1）[1]。

図3　心不全ステージ分類とNYHA心機能分類の対比

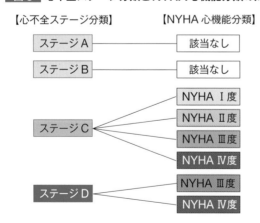

12

表1 心不全における運動耐容能指標の対比の目安

NYHA 心機能分類	身体活動能力指数 (Specific Activity Scale : SAS)	%最高酸素摂取量 (% peak V̇O₂)
Ⅰ	6METs 以上	基準値の80%以上
Ⅱ	3.5～5.9METs	基準値の60～80%
Ⅲ	2～3.4METs	基準値の40～60%
Ⅳ	1～1.9METs 以下	施行不能あるいは基準値の40%未満

（難病情報センター：特発性拡張型心筋症（指定難病57）．http:// www.nanbyou.or.jp/entry/3986 より転載）

必須知識

心不全における疾患管理・運動療法の位置付け
- 各ステージの治療目標はステージの進行を抑制することですが，ステージCおよびDでは疾患管理・運動療法を行うことが重要です。そのうえで，LVEFに応じて薬物治療・非薬物治療を選択します（図4）[3]。

図4 心不全治療のアルゴリズムにおける疾患管理・運動療法の位置付け

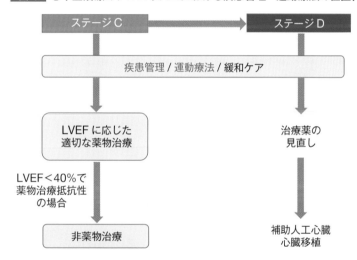

ワンポイント アドバイス

ステージBとCの判定
- 心不全のステージはA⇒B⇒C⇒Dと進行し，逆戻りはしません。
- ステージBと思われる患者のなかには，症状を訴えないものの実際には運動耐容能が低下している患者が存在します。そのような場合はNYHA心機能分類やSASによる評価は客観性に乏しいため，6分間歩行試験やCPXによる評価が有用です。

■文献

1）日本循環器学会 / 日本心不全学会合同ガイドライン：急性・慢性心不全診療ガイドライン（2017年改訂版）．2018.
　https://www.j-circ.or.jp/cms/wp-content/uploads/2017/06/JCS2017_tsutsui_h.pdf〔2023年1月閲覧〕
2）Writing Committee Members : 2013ACCF/AHA guideline for the management of heart failure : a report of the
　American College of Cardiology Foundation/American Heart Association Task Force on practice guidelines.
　Circulation 128 : e240-327, 2013.
3）日本循環器学会 / 日本心不全学会合同ガイドライン：2021年 JCS/JHFS ガイドラインフォーカスアップデート版　急性・慢
　性心不全診療．2021.
　https://www.j-circ.or.jp/cms/wp-content/uploads/2021/03/JCS2021_Tsutsui.pdf〔2023年1月閲覧〕

CHECK POINT　Q. 正しいものに○，誤っているものに×を付けましょう。

□	1	心不全では心臓機能障害により呼吸困難や浮腫が出現し，運動耐容能が低下する。
□	2	心不全の病期における適切な治療介入のために，心不全ステージ分類が有用である。
□	3	心不全の治療は各ステージの進行を抑制することを目標とする。
□	4	危険因子および器質的心疾患がなく，心不全症候のない場合はステージＡである。
□	5	器質的心疾患を有するが，心不全症候のない患者はステージＢである。
□	6	ステージＣは器質的心疾患を有し心不全症候を有する患者であるが，その既往は含まない。
□	7	心不全入院を繰り返す治療抵抗性の患者はステージＤである。

（解答はp15参照）

練習問題

Q1
心不全について<u>誤っている</u>ものはどれか。1つ選べ。
a. 心不全は心臓機能障害により呼吸困難や浮腫が出現し運動耐容能が低下する症候群である。
b. 心不全は臨床的に左室機能によって治療や評価方法が変わるため，左室駆出率 (LVEF) により分類される。
c. LVEFが40%未満の場合をLVEFの低下した心不全 (HFrEF) と定義する。
d. LVEFが40%以上の場合をLVEFの保たれた心不全 (HFpEF) と定義する。

Q2
心不全の進展ステージについて<u>誤っている</u>ものはどれか。1つ選べ。
a. 心不全のステージはA⇒B⇒C⇒Dと進行し，逆戻りはしない。
b. 各ステージにおける治療目標はステージの進行を抑制することである。
c. ステージBは危険因子および器質的心疾患がなく，心不全症候のない患者である。
d. ステージCは器質的心疾患を有し，心不全症候を有する患者，またはその既往のある患者である。

Q3
ステージA，Bについて正しいものはどれか。1つ選べ。
a. ステージAにおいては治療介入の必要はなく経過観察でよい。
b. ステージBでは危険因子のコントロールは行わなくてもよい。
c. ステージA，Bの時点からステージ進展の抑制を治療目標とする。
d. ステージBは突然死のリスクはない。

Q4
ステージC，Dについて正しいものはどれか。1つ選べ。
a. ステージC，Dではまず薬物治療を十分に行って運動療法を開始する。
b. ステージC，Dでは慢性心不全の急性増悪を繰り返して身体機能が低下していく。
c. ステージCではLVEFによって薬物治療の内容は異ならない。
d. ステージDには運動療法は無効である。

CHECK POINT 正解	1 ○	2 ○	3 ○	4 ×	5 ○	6 ×	7 ○

解答・解説

Q1 解答 **d**

[解説]
心不全の定義は「なんらかの心臓機能障害，すなわち心臓に器質的および/あるいは機能的異常が生じて心ポンプ機能の代償機転が破綻した結果，呼吸困難・倦怠感や浮腫が出現し，それに伴い運動耐容能が低下する臨床症候群」で，**a**は正しいです。LVEFの保たれた心不全（HFpEF）はLVEFが50%以上であり，**d**が誤りです。LVEFが40%以上50%未満はLVEFが軽度低下した心不全（HFmrEF）と定義されます。そのほかの記載は正しいです。

Q2 解答 **C**

[解説]
各心不全の病期における適切な治療介入のために心不全ステージ分類を用います。心不全のステージはA⇒B⇒C⇒Dと進行し逆戻りはしないため，**a**は正しいです。
・ステージA：危険因子をもつが，器質的心疾患および心不全症候のない患者
・ステージB：器質的心疾患を有するが，心不全症候のない患者
・ステージC：器質的心疾患を有し，既往も含め心不全症候を有する患者
・ステージD：適切な治療にもかかわらず心不全入院を繰り返し，身体機能が著しく低下した治療抵抗性・難治性心不全の患者
cが誤りです。

Q3 解答 **C**

[解説]
ステージA，Bにおいては危険因子のコントロールが重要で，ステージ進展の抑制が治療目標です。ステージBでは器質的心疾患を認め，突然死のリスクはあります。ステージBは症候性心不全ではないため，NYHA心機能分類は用いません。**c**が正しいです。

Q4 解答 **b**

[解説]
ステージC，Dではまず疾患管理・運動療法を行うことが重要です。そのうえで，LVEFに応じて薬物治療・非薬物治療を選択します。ステージCはLVEFにより薬物治療を選択します。**a，c，d**の記述は誤りです。ステージC，Dでは慢性心不全の急性増悪を繰り返して身体機能が低下していきます。**b**が正しいです。

3 心不全における予防の重要性を理解しよう

仲村直子

 この項目で押さえたいこと

1 糖尿病や高血圧などは，心不全発症のリスクとなります。

2 高血圧は，診察室血圧と家庭血圧と合わせて診断されます。

3 脂質異常症では，食生活の見直し，運動療法が重要です。

4 糖尿病のコントロールが不良であれば，心筋障害につながるリスクがあります。

5 心筋梗塞や弁膜症など器質的心疾患を診断されれば，ステージBとなります。

6 心不全をひとたび発症すると，ステージBには戻れません。

7 心不全の発症予防のためには，包括的心臓リハビリテーションによる糖尿病，高血圧，脂質異常症，喫煙，運動不足などの危険因子のコントロールが重要です。

ステージAにおける予防のための療養指導のポイント (p11 図2参照)

1．ステージAの特徴

- ● ステージAは，器質的心疾患のないリスクステージです[1]。
- ● 心筋症の家族歴，心毒性を有する薬剤の使用歴，糖尿病，動脈硬化疾患など，心疾患を発症する危険因子を有しているが，器質的な心疾患がなく，心不全症候も生じていない段階です。

2．ステージAにおける予防

- ステージAにおける療養指導の目標は，器質的心疾患の発症予防です。
- <u>心不全発症の危険因子</u>である高血圧，脂質異常症，糖尿病，耐糖能異常，肥満，メタボリックシンドローム，慢性腎臓病，身体不活動，喫煙などを<u>是正することが重要</u>です。
- 器質的心疾患の診断も心不全症状もない人が，心不全発症予防のために上記の危険因子をコントロールしなければなりません。生活習慣の改善，療養行動の実行は簡単なことではありません。

3．ステージAの療養指導のポイント

①血圧管理

- 「高血圧治療ガイドライン 2019」の血圧値の分類を示します（表1）[2]。
- 毎日の血圧測定，記録を進め，血圧コントロールに意識を向けることが重要です。
- もともと血圧高値の患者は，降圧薬の内服で血圧が低下すると「下がりすぎ」，「ふらつく」などの症状を訴え，薬の自己中断につながることがあります。
- <u>血圧コントロールの目標を伝える</u>とともに，<u>血圧管理がなぜ重要か</u>，器質的心疾患や心不全の発症予防であることを<u>説明することが重要</u>です。

表1 成人における血圧値の分類

分類	診察室血圧（mmHg）			家庭血圧（mmHg）		
	収縮期血圧		拡張期血圧	収縮期血圧		拡張期血圧
正常血圧	＜ 120	かつ	＜ 80	＜ 115	かつ	＜ 75
正常高値血圧	120 ～ 129	かつ	＜ 80	115 ～ 124	かつ	＜ 75
高値血圧	130 ～ 139	かつ / または	80 ～ 89	125 ～ 134	かつ / または	75 ～ 84
Ⅰ度高血圧	140 ～ 159	かつ / または	90 ～ 99	135 ～ 144	かつ / または	85 ～ 89
Ⅱ度高血圧	160 ～ 179	かつ / または	100 ～ 109	145 ～ 159	かつ / または	90 ～ 99
Ⅲ度高血圧	≧ 180	かつ / または	≧ 110	≧ 160	かつ / または	≧ 100
(孤立性)収縮期高血圧	≧ 140	かつ	＜ 90	≧ 135	かつ	＜ 85

（文献2より許諾を得て転載）

②脂質管理

- 脂質異常症の診断基準を示します（表2）[3]。
- 脂質管理においては，定期的な検査を受けるとともに，<u>食生活の見直しや適正な運動習慣が重要</u>です。
- 自覚症状もなく，血液検査の結果などでしか療養行動の成果を確認できないため，療養指導では<u>検査結果の経時的な変化を提示し，療養行動の結果を毎回確認することが重要</u>です。
- データの悪化を認めたときには，悪化した原因を振り返り，次回受診までにできる療養行動を一緒に考えましょう。

表2 脂質異常症診断基準

LDL コレステロール	140mg/dL 以上	高 LDL コレステロール血症
	120 ～ 139mg/dL	境界域高 LDL コレステロール血症**
HDL コレステロール	40mg/dL 未満	低 HDL コレステロール
トリグリセライド	150mg/dL 以上（空腹時採血*）	高トリグリセライド血症
	175mg/dL 以上（随時採血*）	
Non-HDL コレステロール	170mg/dL 以上	高 non-HDL コレステロール血症
	150 ～ 169mg/dL	境界域高 non-HDL コレステロール血症**

＊：基本的に10時間以上の絶食を「空腹時」とする。ただし水やお茶などカロリーのない水分の摂取は可とする。空腹時であることが確認できない場合を「随時」とする。

＊＊：スクリーニングで境界域高LDL-C血症，境界域高non-HDL-C血症を示した場合は，高リスク病態がないか検討し，治療の必要性を考慮する。

・LDL-CはFriedewald式（TC－HDL-C－TG/5）で計算する（ただし空腹時採血の場合のみ）。または直接法で求める。

・TGが400mg/dL以上や随時採血の場合はnon-HDL-C（＝TC－HDL-C）かLDL-C直接法を使用する。ただしスクリーニングでnon-HDL-Cを用いるときは，高TG血症を伴わない場合はLDL-Cとの差が＋30mg/dLより小さくなる可能性を念頭においてリスクを評価する。

・TGの基準値は空腹時採血と随時採血により異なる。

・HDL-Cは単独では薬物介入の対象とはならない。

(文献3より許諾を得て転載)

③糖尿病管理（図1～3）[4~6]

● 糖尿病自体が心筋障害を引き起こすことが知られており，コントロール不良の糖尿病は心不全発症の大きな要因となります。

● 糖尿病患者は，糖尿病教育入院などで糖尿病三大合併症や血糖管理の重要性などを学びますが，心不全との関連をこの時点で伝えられることは少ないです。

● 器質的心疾患がない糖尿病患者が心不全予防を意識することは難しいですが，血糖管理が心不全予防にいかに重要かを説明することが必要です。

● <u>糖尿病教室などで心不全との関連を説明することも予防啓発につながります。</u>

図1 糖尿病の診断基準

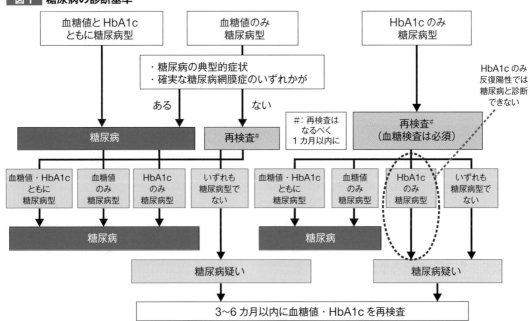

（文献4を基に作成）

目標	コントロール目標値[注4]		
	血糖正常化を 目指す際の目標[注1]	合併症予防 のための目標[注2]	治療強化が 困難な際の目標[注3]
HbA1c(%)	6.0 未満	7.0 未満	8.0 未満

治療目標は年齢，罹病期間，臓器障害，低血糖の危険性，サポート体制などを考慮して個別に設定する

注1) 適切な食事療法や運動療法だけで達成可能な場合，または薬物療法中でも低血糖などの副作用なく達成可能な場合の目標とする。
注2) 合併症予防の観点からHbA1cの目標値を7%未満とする。対応する血糖値としては，空腹時血糖値130mg/dL未満，食後2時間血糖値180mg/dL未満をおおその目安とする。
注3) 低血糖などの副作用，そのほかの理由で治療の強化が難しい場合の目標とする。
注4) いずれも成人に対しての目標値であり，また妊娠例は除くものとする。　　　　　　（文献5より転載）

■図3 高齢者の糖尿病コントロール目標

患者の特徴・ 健康状態[注1]		カテゴリーI ①認知機能正常 かつ ②ADL自立	カテゴリーII ①軽度認知障害〜軽度認知症 または ②手段的ADL低下，基本的ADL自立	カテゴリーIII ①中等度以上の認知症 または ②基本的ADL低下 または ③多くの併存疾患や機能障害
重症低血糖 が危惧され る薬剤（イン スリン製剤， SU薬，グリ ニド薬など） の使用	なし[注2]	7.0%未満	7.0%未満	8.0%未満
	あり[注3]	65歳以上75歳未満：7.5%未満（下限6.5%）／75歳以上：8.0%未満（下限7.0%）	8.0%未満（下限7.0%）	8.5%未満（下限7.5%）

（文献6より転載）

ステージBにおける予防のための療養指導のポイント（p11 図2参照）

1．ステージBの特徴

- ステージBは，器質的心疾患があるリスクステージです[1]。
- 器質的心疾患を認めますが，まだ心不全の症状や徴候を認めない前段階です。
- 高血圧性の心肥大，弁膜症，心筋梗塞などを有します。

2．ステージBにおける予防

- ステージBにおける療養指導の目標は，器質的心疾患の進展と心不全発症の予防です。
- 心不全は進行性であり，ひとたび心不全を発症するとステージBには戻れないため，予防が重要となります。

● ステージAと同様に，心不全発症の危険因子である血圧，脂質異常症，糖尿病，耐糖能異常，肥満，メタボリックシンドローム，慢性腎臓病，身体不活動，喫煙などの是正の強化が重要です。

● <u>器質的心疾患の適切な治療の継続と，心不全のスクリーニング，心臓リハビリテーションの実施が心不全の発症予防につながります。</u>

3．ステージBの療養指導のポイント

● 器質的心疾患の診断に至った病歴（既往歴，自覚症状，これまでの療養行動，医療者からの指導内容など）について患者から情報収集します。

● <u>患者が自分の生活や病気について語ることで，生活を振り返り，これから気をつけたほうがよいこと，改善したほうがよいことに気づくきっかけとなります。</u>

● 糖尿病や高血圧，脂質異常症の診断を受けたことがある患者に対しては，これまでの内服の種類や投与量，血糖値や血圧，コレステロールなどの血液検査の結果を把握し，コントロール状況がよかったのか，悪かったのかを確認します。

● 患者が自分の検査結果を把握しているかどうかは，病気に関心があるかどうかを反映しています。患者自身が検査結果を知らない場合には，確認して関心をもつように伝えることが必要です。

● 危険因子のコントロールが悪かった場合には，これまで療養指導を受けた経験がなかったか，療養行動を生活にうまく取り入れることができなかったと考えられ，新たな療養行動が加わったときに混乱をきたすことが推察されます。

● 虚血性心疾患を有するステージBの患者に対しては，「急性冠症候群ガイドライン」[7]に基づいた療養指導を行います。

● 動脈硬化の進展予防のため，内服管理，血糖や血圧のコントロール，LDLコレステロールの十分な減少，禁煙，運動療法などを行います。

● 心臓リハビリテーションによる包括的なリハビリテーションの実施が推奨されます（図4）[8]。

図4　心臓リハビリテーション

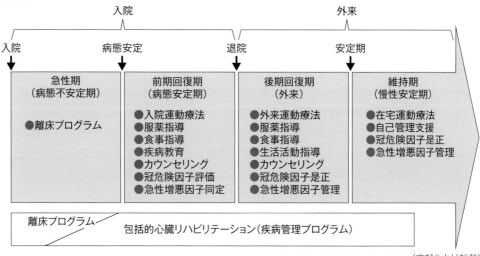

（文献8より転載）

- ただし，**一度に多くの内容を指導しても，実行することは困難**です。そのため，その患者にとって必要な生活改善はどこかをアセスメントして，優先度の高い項目から指導を行いましょう。
- 1つ実行できるようになれば次の課題というように，1つひとつ療養行動を増やしていくようにしましょう。
- 経皮的冠動脈インターベンション（PCI）を繰り返すような場合には，冠動脈病変の進行に関する医学的要因のほかに患者側の要因がないか，正しい療養行動が取れているかを確認する必要があります。
- 患者の原因を探り出して患者を責めるというのではなく，患者の療養行動を変える動機付けを行う必要があります。
- 弁膜症を有するステージBの患者は，発症年齢や外科手術が可能かどうかにより予後が異なります。
- 外科手術を行った患者は，回復過程での過労や感染症を避け，心不全の発症を予防することに加え，長期的な経過で心不全になる可能性があることを，心不全の進展ステージを示しながら情報提供しましょう。
- <u>心不全の発症を予防するとともに，有症候性への進展を見逃さないために症状のモニタリングを行うことが重要となります。</u>

4．症例で考えるステージBの療養指導

症例

患者：Ａさん。60歳代，男性。糖尿病（HbA1c 8.4％）。
現病歴：糖尿病内科に通院中であったが，階段昇降などで肩こりなどの症状を認めるようになり，定期受診の心電図検査で，前胸部誘導でST上昇を認め，ST上昇型急性心筋梗塞の診断で緊急入院となった。
左前下行枝（＃7）にPCIを行い，再灌流を得ることができた。Peak CK 4,000U/Lであった。
心臓リハビリテーションに参加し，10日間で退院となった。

- Ａさんには，まず発症時の自覚症状と体験を語ってもらいます（症状の振り返り）。
- 糖尿病のコントロールが不良で，無痛性の心筋梗塞の発症であったことが疑われるため，肩こりが前駆症状であったことを説明します。
- 「気がつかなかった」，「仕事で忙しかった」，「食事は出来合いのものを買って食べるか，昼抜いて夜の食事量が多かった」，「なんとかしたいと思っているけど，1人だし，難しい」，「もう胸も痛くないし，なんともないから退院して普通に仕事ができるんでしょ？」，「仕事しないと食べていけないからね」とＡさんは語っていました。
- Ａさんの仕事はデスクワークで，超過勤務も多い職場でした。独居で，サポートしてくれる家族は不在であり，仕事中心の生活をしていました。
- Ａさんは「なんとかしたい」と思っているので，なにから始められるのか，食事内容の見直しなのか，運動習慣を取り入れることなのか，<u>Ａさんの関心がどこにあるのかを確認</u>します。

- 糖尿病から心筋梗塞に至った病態を，医師からの説明内容の確認とともに補足で説明します。そのうえで，血糖コントロールを改善することをまずは考えたいことを提案します。
- Ａさんは「自炊することは難しい」というため，まずは夜の食事量を減らすために昼食をしっかり摂ることを提案しました。
- 運動については，通勤時間に15〜20分程度歩くことができないか確認し，難しければ休日に30分歩く時間を確保することから始めるように説明しました。
- 並行して心臓リハビリテーションの教室に参加し，一般的な食事，内服，運動などに関する知識提供を行いました。
- Ａさんは，昼食は食べるようにすること，通勤時に歩くのは難しいので休日に30分歩くようにしてみることを決めました。
- 退院前には，血糖コントロールがまた悪くなれば新たに心筋梗塞を起こす可能性もあり，また今後心不全を発症するリスクもあることを説明し，予防することが重要であることを伝えました。
- 退院後は，外来受診時に食事と運動の療養行動が守れているかどうかを確認してもらうように外来スタッフに依頼しました。できていないときは，その理由やほかの療養行動について確認し，改善策を検討してもらうことにしました。

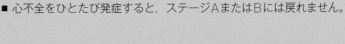

必須知識
- 心不全をひとたび発症すると，ステージＡまたはＢには戻れません。

ワンポイントアドバイス
- ステージＡやＢの患者は心不全症状がないため，療養行動を遵守することが難しいことを念頭におき，患者の病態や病歴を把握して，繰り返し療養指導を実践しましょう。医療者が諦めないことが重要です。

■文献

1）日本循環器学会／日本心不全学会合同ガイドライン：急性・慢性心不全診療ガイドライン（2017年改訂版）．2018．http://www.j-circ.or.jp/guideline/pdf/JCS2017_tsutsui_h.pdf〔2023年1月閲覧〕
2）日本高血圧学会高血圧治療ガイドライン作成委員会編：高血圧治療ガイドライン2019．日本高血圧学会，2019．p18．
3）日本動脈硬化学会編：動脈硬化性疾患予防ガイドライン2022年版．日本動脈硬化学会，2022．p22．
4）糖尿病診断基準に関する調査検討委員会：糖尿病の分類と診断基準に関する委員会報告（国際標準化対応版）．糖尿病55：485-504，2012
5）日本糖尿病学会編・著：糖尿病治療ガイド2018-2019．文光堂，東京，2018．p29．
6）日本糖尿病学会編・著：糖尿病治療ガイド2020-2021．文光堂，東京，2020．p104．
7）日本循環器学会：急性冠症候群ガイドライン（2018年改訂版）．2019．https://www.j-circ.or.jp/cms/wp-content/uploads/2020/02/JCS2018_kimura.pdf〔2023年1月閲覧〕
8）日本心臓リハビリテーション学会：心不全の心臓リハビリテーション標準プログラム（2017年版）．2017．p7．

Q. 正しいものに○，誤っているものに×を付けましょう。

☐	1	ステージAは糖尿病や高血圧などの心不全発症の危険因子を有する状態をいう。
☐	2	高血圧の診断は家庭血圧だけで診断される。
☐	3	脂質異常症では，食生活の見直しよりも運動療法が推奨される。
☐	4	糖尿病性心筋障害を予防するためには糖尿病のコントロールを良好に保つことが望ましい。
☐	5	ステージBは器質的心疾患を有する状態をいう。
☐	6	心不全を発症しても，症状が改善すればステージBに戻ることができる。
☐	7	ステージBでは，適切な治療が心不全発症予防につながり，心臓リハビリテーションは副次的な効果しか得られない。

（解答はp25参照）

Q 1 ステージAについて正しいものはどれか。**1つ選べ。**

a. 器質的心疾患のあるリスクステージである。

b. 治療目標は心不全の増悪予防である。

c. 症状を有していない心不全はステージAに該当する。

d. 心不全発症のリスクである高血圧，脂質異常症などの治療の一環として生活習慣の改善が重要である。

Q 2 高血圧について正しいものはどれか。**1つ選べ。**

a. 診察室血圧で収縮期血圧130～139mmHgかつ拡張期血圧80～89mmHgは，Ⅰ度高血圧である。

b. 血圧のコントロールは器質的心疾患や心不全の発症に関連している。

c. 降圧薬による副作用があっても，血圧が低下することが重要である。

d. 血圧は気がついたときに測定すればよい。

Q 3 ステージBについて正しいものはどれか。**1つ選べ。**

a. 治療目標は，心不全の発症予防である。

b. 虚血性心疾患や弁膜症などの器質的心疾患を有していない。

c. 心不全を発症していないため，心不全の症状に関する教育は不要である。

d. 心臓リハビリテーションは有効ではない。

Q 4 ステージBの療養指導のポイントについて<u>誤っている</u>ものはどれか。**1つ選べ。**

a. 患者や家族から，これまでの療養行動や医療者からの指導内容を聞き取る。

b. 患者が自身の器質的心疾患の検査結果や治療内容を理解，把握しているかどうか病気への関心を反映している。

c. 生活習慣の改善に関する患者教育は1回に留めることが効果的である。

d. 医療者による動機付けは患者の行動変容への効果が期待できる。

CHECK POINT解答　**1** ○ **2** × **3** × **4** ○ **5** ○ **6** × **7** ×

Q1　解答 d

[解説]
ステージAは器質的心疾患のないリスクステージで，その治療目標は器質的心疾患の発症予防です。心不全が発症した患者は「症候性心不全」としてステージCに該当し，ある時点で症状を有していない場合でもステージCに該当します。ステージAでは，器質的心疾患の発症のリスクとなる高血圧，糖尿病，脂質異常症などの治療が行われ，生活習慣の改善は重要な治療の1つです。

Q2　解答 b

[解説]
収縮期血圧が130～139mmHg，拡張期血圧が80～89 mmHgは高値血圧です。血圧のコントロールは器質的心疾患や心不全の発症に関与しており，十分な血圧管理が求められます。降圧薬による治療においては，降圧効果だけでなく，副作用の有無の観察が必要です。毎日の血圧測定は，決まった時間に正しい方法で行い，測定値を記録するよう患者や家族に教育します。

Q3　解答 a

[解説]
ステージBの治療目標は心不全の発症予防です。また，ステージBの患者は器質的心疾患を有しており，器質的心疾患の増悪予防と心不全の発症予防が重要となります。ステージBの患者は心不全を発症していませんが，心不全とはどのような病気か，症状なども含め教育することは発症予防の教育として必要であり，患者による症状モニタリングの実現にもつながります。心臓リハビリテーションは重要な治療法の1つであり，実施が推奨されています。

Q4　解答 c

[解説]
器質的心疾患を有するステージBの患者に対しては，器質的心疾患に関する生活習慣などの指導内容や実際の療養行動に関する情報収集を行うことで，効果的な患者教育，支援につながります。また，患者が自身の病気に関心をもっているかどうか評価することは，どのような療養指導を行うかの参考になります。患者教育の回数は1回に留まらず，患者の理解度や療養行動を評価しながら，複数回行われるのが望ましいです。医療者による動機付けは，患者の健康行動への関心を高め，行動変容につながることが期待できます。

4 心不全療養指導に必要な身体所見と検査を理解しよう

水野　篤

この項目で押さえたいこと

1 まず病歴聴取を行います。

2 フラミンガム研究の心不全診断基準の基本を押さえましょう。

3 多岐にわたる検査のなかでも，まず脳性ナトリウム利尿ペプチド（BNP）を押さえましょう。

症例 1

患　者：90歳代，女性。施設入居中。
現病歴：来院3日前から労作時呼吸困難を認めていた。来院当日15時頃にトイレで力んだ際に呼吸困難と頸部の違和感を自覚し，経皮的動脈血酸素飽和度（SpO_2）＝89%（室内気）であったため，施設往診医に連絡して酸素を開始し，当院転院搬送。横になると苦しいということ。当院受診時の胸部X線写真を示す（図1）。
既往歴：20年前に冠動脈バイパス術
　　　　糖尿病（32年前頃に指摘，30年前からインスリン導入）
　　　　高血圧（30年前頃から）
生活歴：喫煙なし，飲酒なし。体重1カ月で約10kg増加。

● 本症例は典型的な急性心不全症例ですが，本症例に限らず，一般的に<u>病歴聴取・身体診察の時点である程度の診断は可能</u>で，積極的な治療に入る必要があります。

● このような疾患はこれまで急性期医療の立場から評価されてきましたが，現在はむしろ落ち着いている状況からこのように急性発症する心不全が存在するということを理解しておく必要があります。

図1 胸部X線写真（当院受診時）

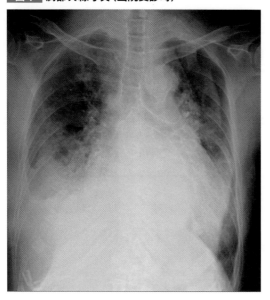

基本は病歴聴取

● まず自覚症状は心不全の診断の基本であり，特にフラミンガム研究における心不全の診断基準は知っておいてよいでしょう（**表1**）[1]。診断基準というのは，「心不全の診断にはこういうものがある」＝「心不全とはこういうものですよ」というガイドになるので，ぜひ項目を1つひとつ理解しておきましょう。

● なかでも発作性夜間呼吸困難は，問診・病歴聴取が重要です。

表1 フラミンガム研究における心不全の診断基準

大基準	大または小基準	小基準
発作性夜間呼吸困難		下腿浮腫
頸静脈怒張		夜間咳嗽
肺ラ音		労作性呼吸困難
胸部X線での心拡大		肝腫大
急性肺水腫	治療に反応して5日間で 4.5kg以上の体重減少 （これが心不全治療による効果なら大基準1つ，それ以外ならば小基準1つとみなす）	胸水貯留
拡張早期性ギャロップ （Ⅲ音）		肺活量減少 （最大量の1/3以下）
中心静脈圧上昇 （>16cmH₂O）		
循環時間延長 （25秒以上）		頻脈（≧120拍/分）
肝・頸静脈逆流		
（剖検での肺水腫，内臓うっ血や心拡大）		

2つ以上の大基準，もしくは1つの大基準と2つ以上の小基準を満たす場合に心不全と診断する。
（Mckee PA, et al：N Engl J Med 285：1441-1446, 1971を参考に作表）
（日本循環器学会／日本心不全学会合同ガイドライン：急性・慢性心不全診療ガイドライン（2017年改訂版）．2018. https://www.j-circ.or.jp/cms/wp-content/uploads/2017/06/JCS2017_tsutsui_h.pdf（2023年1月閲覧）より許諾を得て転載）

- 実際に心不全患者が横になるとどうなるのでしょうか？　下肢などに分布している静脈血が還流し，心臓に多く戻ってきます。これは血圧が低いショックのときに下肢を挙げて心拍出量を増やそうとすることを知っていれば理解できます。心不全患者においては，横になった後に還流してきた静脈血が適切に拍出できない＝うっ血，特に肺うっ血からの呼吸困難が静脈還流する数時間後に起きて，ガバっと起き上がるような呼吸困難を発作性夜間呼吸困難といいます。
- さらにこの状況が増悪すると，横になった瞬間に苦しいため，起き上がった状態＝起座呼吸に陥ります。救急車などで心不全疑いの患者を搬送する際にはストレッチャーの頭部分を上げたまま降りてくることがありますが，この起座呼吸を注意したものです。
- 本症例でも心疾患の既往があり（すでにステージB以上であると認識することが重要），起座呼吸を伴っており，急性心不全を疑うには十分です。
- また診断をつけることよりも，低酸素血症で酸素投与を迅速に行うかどうかという意思決定のほうが重要となることが多いです。つまり，病歴聴取から診断というより治療・トリアージを実践することが重要です。
- 逆に在宅やかかりつけの療養場所の観点からいえば，トイレの後の急性増悪，起座呼吸といった場合には躊躇なく急性期医療の現場にケアの移行を行うことが重要であることがわかるでしょう。

身体診察（physical examination）・フィジカルアセスメント

- 心不全が疑われる患者に遭遇した場合には，トリアージ・可能な範囲（リソースによる）の治療と同時に，身体診察を実践します。
- 血圧・脈拍といったバイタルサインはもちろん，心不全の診断として重要な身体所見（表1）をチェックすることが多いです。ただし，フィジカルアセスメントとして聴診器があるに越したことはないですが，聴診器がなくても評価可能なものも重要です。
- 聴診や頸静脈怒張などの身体診察のみで心不全の診断を行うことは，実際にいわれているより難しいです。
- 体重増加と下腿浮腫などは非常にわかりやすく，情報共有もしやすいです。特に体重増加は数字で認知度も高いため病歴聴取に含まれることが多いです。特に変化が重要で急性増悪する心不全においては入院1週間前ぐらいから体重が増え始め，最後1〜2日の1〜2kgの増加が入院につながるということもいわれていますが，実際の数値のカットオフ値を覚えるより体重の変化傾向をみる姿勢が重要と考えます。
- 浮腫の評価も主観性が伴いますが，誰にとってもわかりやすいため，浮腫の鑑別についていくつか認識しておいてもよいでしょう（図2）。心不全においては併存症が多くある可能性が高いため，浮腫においてもほかの疾患との違いを理解しておきましょう。特に両側性であることなどは基本であり，浮腫の日々の変化も体重と同様に有効な心不全評価となり得ます[2]。
- 余裕があれば，病態生理的に症状と身体診察から右心系と左心系の鑑別が近年報告されていることも押さえておきましょう[3]。また，bendopneaという30秒くらい靴紐を結ぶような姿勢になっていると出現する呼吸困難は知っておいてもよいでしょう（図3）[4]。

図2 浮腫の鑑別疾患の分類

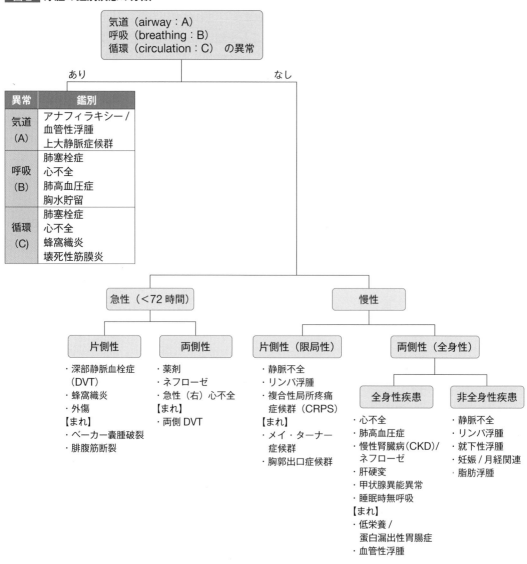

気道（airway：A）
呼吸（breathing：B）
循環（circulation：C）　の異常

あり　　　　　　　　なし

異常	鑑別
気道 （A）	アナフィラキシー / 血管性浮腫 上大静脈症候群
呼吸 （B）	肺塞栓症 心不全 肺高血圧症 胸水貯留
循環 （C）	肺塞栓症 心不全 蜂窩織炎 壊死性筋膜炎

急性（＜72時間）　　　　慢性

片側性
・深部静脈血栓症
　（DVT）
・蜂窩織炎
・外傷
【まれ】
・ベーカー嚢腫破裂
・腓腹筋断裂

両側性
・薬剤
・ネフローゼ
・急性（右）心不全
【まれ】
・両側DVT

片側性（限局性）
・静脈不全
・リンパ浮腫
・複合性局所疼痛
　症候群（CRPS）
【まれ】
・メイ・ターナー
　症候群
・胸郭出口症候群

両側性（全身性）

全身性疾患
・心不全
・肺高血圧症
・慢性腎臓病（CKD）/
　ネフローゼ
・肝硬変
・甲状腺異能異常
・睡眠時無呼吸
【まれ】
・低栄養 /
　蛋白漏出性胃腸症
・血管性浮腫

非全身性疾患
・静脈不全
・リンパ浮腫
・就下性浮腫
・妊娠 / 月経関連
・脂肪浮腫

図3 Bendopneaのアセスメント

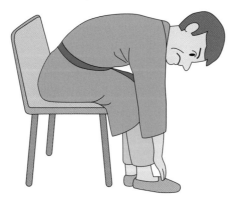

椅子に座った患者が腰を曲げて手で
足に触れている。Bendopneaは，
呼吸困難が腰を曲げてから30秒以
内に発生した状態と定義される。

（文献4を基に作成）

検査所見：画像検査

- 胸部X線写真，MRI，CT，核医学検査，ポジトロン放出型断層撮影（PET）は，それぞれ心臓の解剖学的・生理学的および造影剤などを用いることで，解剖・生理と代謝などを評価することが可能となっています。

- 実際の臨床で必要なことは，<u>心臓の拡大の有無，心機能の低下の有無，さらには弁膜症・虚血の評価</u>程度です。心不全は心エコー検査だけでも十分と思われるくらい両者の親和性は高いです。逆に心機能，心拡大，弁膜症評価など心不全の基本的な評価がすべて行われるため，心不全患者において心エコー検査を実践することは医療の質の評価指標の1つにも挙げられるほどです。

- 画像モダリティを用いることで，心不全の原因・併存している病態をより詳しく理解できます。例えば，心機能低下がある場合には冠動脈CT，MRI，カテーテルを用いることでさらに冠動脈の狭窄がないかなど，より介入可能な原因を評価します。これらをどこまで検査するかについては，各施設・各患者に対する各医療従事者により異なるため，「あの検査はやりましたか？」ということを聞く場合，無用な不安を抱かせないように注意しましょう。

- <u>心不全の診断と同時に，このような原因疾患の評価を行い，実際の治療に入ることが重要</u>であることを知っておきましょう。

- 心不全の胸部X線写真なども診断の参考にはなりますが（図4），基本的な療養に必須かどうかは施設やチームの判断に委ねられるところでしょう。

図4　心不全の胸部単純X線写真（シェーマ）

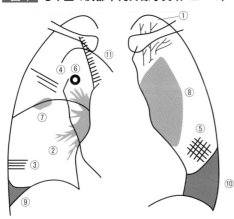

① cephalization（角出し像）
② perivascular cuffing（肺血管周囲の浮腫）
③ Kerley's B line（カーリーB線）
④ Kerley's A line（カーリーA線）
⑤ Kerley's C line（カーリーC線）
⑥ peribronchial cuffing（気管支周囲の浮腫）
②〜⑥：間質性肺水腫所見（肺静脈圧20〜30mmHg）
⑦ vanishing tumor（一過性腫瘤状陰影）
　　胸水
⑧ butterfly shadow（蝶形像）
　　肺胞性肺水腫所見（肺静脈30mmHg 以上）
⑨⑩ costophrenic angle（肋骨横隔膜角）の鈍化
　　胸水
⑪ 上大静脈の突出

（日本循環器学会／日本心不全学会合同ガイドライン：急性・慢性心不全診療ガイドライン（2017年改訂版）．2018.
https://www.j-circ.or.jp/cms/wp-content/uploads/2017/06/JCS2017_tsutsui_h.pdf（2023年1月閲覧）より許諾を得て転載）

必須知識

■ フラミンガム研究における心不全の診断基準を押さえておきましょう。

**症例
2**

患　者：20歳代，女性。
現病歴：3カ月前から頭痛と微熱が出現。近医にて感冒の診断。関節痛も出現し，全
身性エリテマトーデス（SLE）の診断で副腎皮質ステロイドと非ステロイド性抗炎症薬
（NSAID）を導入。1週間前から息苦しさと前胸部の違和感が出現した。
受診時バイタルサイン：体温 37.5℃，脈拍 120/分，整。血圧 100/69 mmHg，
SpO_2 96%（室内気）。頬部に紅斑を認める。両側の中指近位指節間関節と手関節の
腫脹を認める。頸静脈怒張は吸気時に顕著となる。心音ではⅠ音とⅡ音の減弱を認める。
呼吸音には異常を認めない。下腿に軽度の浮腫を認める。脳性ナトリウム利尿ペプチ
ド（BNP）102pg/mL。

● 若年女性の呼吸困難の症例です。近年の心不全パンデミックはほとんどが高齢者です
が，若年の心不全症状についても侮ってはいけません。

● 本症例のように若年でも息苦しさがある場合，常に頭の片隅に心不全を想定しておく
ことは心不全療養指導士として重要です。

● 疫学的な知識として，SLEにはどのような疾患が合併症としてあり得るか理解して
おくことは，より質の高い医療を提供するために重要であり，われわれ医療従事者は
患者と対面するために常に自分をブラッシュアップしていく必要性があります。

● 本症例においては，身体診察の特徴およびBNPについて解説します。

特徴のある身体診察の場合：心音の減弱と，吸気時顕著となる頸静脈怒張

● 聴診器は必須ではないことを上記に示しましたが，聴診できた場合に心音が減弱，頸
静脈怒張も普段とちょっと違うということに気づいたらどう考えるかが重要です。

● 医療従事者の知識として，ここでベックの三徴（頸静脈怒張，低血圧，心音減弱）など
を想起できるかは重要です。奇脈（paradoxical pulse）といった，血圧計を用いて推
定できる病態を加えることにより，心タンポナーデといったリスクの高い病状のトリ
アージにつなげることができるでしょう。実際には心タンポナーデの多くは代償機構
が壊れていることが多く，救急外来での心エコーなどの画像モダリティでの診断にな
ることが多いですが，1つひとつの身体所見・病歴聴取により一定の医学知識につな
げることができれば，さらなる高い療養を提供できる可能性があります。

● ちなみに，吸気時に怒張が顕著となる頸静脈のことをクスマウル徴候（Kussmaul
sign）といいます。

奇脈

- 正常では吸気時の収縮期血圧低下は10mmHg未満ですが，これが10mmHg以上となり，小脈となる現象を奇脈といいます。
- 奇脈に気づく簡単な方法は，普通の呼吸で腹部の動きをみながら橈骨動脈を触れることです。大きな呼吸をさせると当然のように吸気時の血圧低下を大きくしてしまうので，そうすべきではありません。通常の吸気により腹部がもち上がると，脈は弱くなるか触れなくなります。
- 非観血的なカフ式血圧計で奇脈を知るには，
  ①まず収縮期圧よりも15mmHgほど高いところまでカフを膨らませて，最初のコロトコフ音が聞こえるまでゆっくりとカフ圧を下げていきます。
  ②最初のコロトコフ音が聞こえたところ（血圧1）で脱気を止めてカフ圧を維持し，普通の呼吸を続けさせ，呼気時にのみコロトコフ音を聴取し，吸気時にコロトコフ音が消失していることを確認します。
  ③再びゆっくりとカフ圧を下げていき，普通の呼吸ですべての心拍でコロトコフ音を聴取する血圧を確認（血圧2）する．血圧1と血圧2の差が奇脈の程度の強さを示すことになります。

検査所見：バイオマーカー

- 症状・身体所見の要点を押さえたら，最後にバイオマーカーについて触れます。
- そもそも，症状・身体所見というものは背景疾患があり，それらが病態生理的に可視的に見えているものです。検査もそうですが，バイオマーカーはわれわれの目でまだ見えないようなものまで評価することが可能となるということを知っておいてほしいです。
- 心不全の病態のなかで歴史的にも重要なことは，上記に示した心機能低下・心拍出量低下という機械的な要素だけではなく，レニン・アンジオテンシン・アルドステロン（RAA）系，交感神経系などの神経・体液性因子が心不全に重要で，これらを抑えるアンジオテンシン変換酵素（ACE）阻害薬／アンジオテンシンⅡ受容体拮抗薬（ARB）やβ遮断薬の効果が示されたことです。これらを考えると，心不全の管理においてもRAA系や交感神経活性を考慮することは重要です。実際にカテコラミンなどの濃度は予後予測によいとされますが，実臨床で用いられることは非常にまれです。少なくとも，ここではBNPだけ押さえておけばよいでしょう。
- BNPは主として心室で合成される心臓ホルモンであり，心室の負荷により分泌が亢進し，血中濃度が上昇します。この濃度が高いと心不全の診断に有効とされます。注意したいのは，施設により，N末端プロ脳性（B型）ナトリウム利尿ペプチド（NT-proBNP）という前駆体N端フラグメントを用いることもあり，これらは単位とカットオフ値が異なるということです。BNPが上がった下がったということを治療目標にすることは，エビデンスとして否定されていますが，日常臨床では意外に実践されていることも多いです。心不全治療の指標というものが，まだ体重，下腿浮腫といった身体診察くらいしかなく，BNPはその1つの項目として用いられているという心

不全管理の難しさを表しています。また，診断時にはかなり有効に活用されます。図5にBNPのカットオフ値を掲載しますので，参考にしてください。

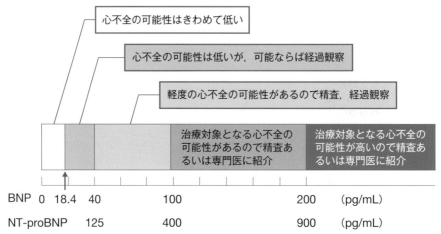

図5 BNP，NT-proBNP値の心不全診断へのカットオフ値

心不全の可能性はきわめて低い

心不全の可能性は低いが，可能ならば経過観察

軽度の心不全の可能性があるので精査，経過観察

治療対象となる心不全の可能性があるので精査あるいは専門医に紹介

治療対象となる心不全の可能性が高いので精査あるいは専門医に紹介

| BNP | 0 | 18.4 | 40 | 100 | 200 | (pg/mL) |
| NT-proBNP | | 125 | | 400 | 900 | (pg/mL) |

（日本心不全学会予防委員会：血中BNPやNT-proBNP値を用いた心不全診療の留意点について．
http://www.asas.or.jp/jhfs/topics/bnp201300403.html〔2023年1月閲覧〕より許諾を得て転載）

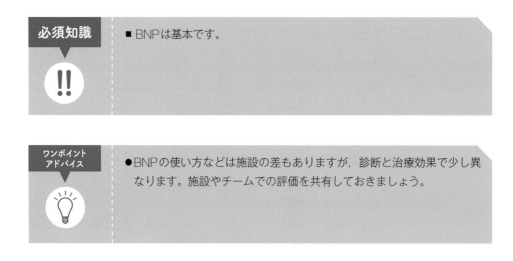

必須知識 !!
- BNPは基本です。

ワンポイントアドバイス
- BNPの使い方などは施設の差もありますが，診断と治療効果で少し異なります。施設やチームでの評価を共有しておきましょう。

■文献
1) 日本循環器学会 / 日本心不全学会合同ガイドライン：急性・慢性心不全診療ガイドライン（2017年改訂版）. 2018.
https://www.j-circ.or.jp/cms/wp-content/uploads/2017/06/JCS2017_tsutsui_h.pdf〔2023年1月閲覧〕
2) 城田　祥，矢吹　拓：【1人でも慌てない！-「こんなときどうする？」の処方箋85】どうする？　こんなとき浮腫を系統的に診れますか？ Medicina 56：408-413, 2019.
3) Thibodeau JT, Drazner MH：The role of the clinical examination in patients with heart failure. JACC Heart Fail 6：543-551, 2018.
4) Thibodeau JT, Turer AT , Gualano SK, et al：Characterization of a novel symptom of advanced heart failure：bendopnea. JACC Heart Fail 2：24-31, 2014.

CHECK POINT

Q. 正しいものに○，誤っているものに×を付けましょう。

- [ ] **1** 心不全の診断に用いられるバイオマーカーとしてはCNPが多い。

- [ ] **2** フラミンガム研究の心不全の診断基準のなかには下腿浮腫が含まれる。

- [ ] **3** 横になった瞬間に苦しいため起き上がるような状態を起座呼吸という。

- [ ] **4** 体重の増加・減少は心不全療養にあまり有用ではない。

- [ ] **5** 吸気時に怒張が顕著となる頸静脈のことを奇脈という。

- [ ] **6** ベックの三徴が認められる場合，心タンポナーデを考慮する。

（解答はp36参照）

Q1 病歴聴取を用いることで評価できるもので最も適切でないものはどれか。1つ選べ。
- **a.** 発作性夜間呼吸困難
- **b.** 起座呼吸
- **c.** 体重増加
- **d.** 心雑音

Q2 次の身体所見のうち，心拍出量が低下していることを示しているものとして最も適切でないものはどれか。1つ選べ。
- **a.** 意識障害
- **b.** 浮腫
- **c.** 乏尿
- **d.** 四肢冷感

Q3 呼吸困難などの徴候はないが器質的心疾患（左室肥大・無症候性弁膜症）を認める場合，心不全ガイドラインにおける心不全のステージとして正しいものはどれか。1つ選べ。
- **a.** ステージB
- **b.** ステージC
- **c.** ステージD
- **d.** ステージF

Q4 心不全のNYHA心機能分類の組み合わせで適切でないものはどれか。1つ選べ。
- **a.** Ⅱ度：軽度ないし中等度の身体活動の制限がある。安静時には無症状。日常的な身体活動で疲労，動悸，呼吸困難あるいは狭心痛を生じる。
- **b.** Ⅲ度：高度な身体活動の制限がある。安静時には無症状。日常的な身体活動以下の労作で疲労，動悸，呼吸困難あるいは狭心痛を生じる。
- **c.** Ⅳ度：心疾患のためいかなる身体活動も制限される。心不全症状や狭心痛が安静時にも存在する。わずかな労作でこれらの症状は増悪する。
- **d.** Ⅴ度：心疾患のためいかなる身体活動も制限される。心不全症状や狭心痛が安静時にも存在する。わずかな労作でこれらの症状は増悪する。

Q5 ベックの三徴として適切でないものはどれか。1つ選べ。
- **a．** 奇脈
- **b．** 頸静脈怒張
- **c．** 低血圧
- **d．** 心音減弱

CHECK POINT解答	1	2	3	4	5	6
	×	○	○	×	×（クスマウル徴候）	○

Q 1 解答 **d**

[解説]
心雑音は聴診器などを用いる必要があり，病歴聴取のみで評価するのは難しいです。

Q 2 解答 **b**

[解説]
浮腫は一般的にうっ血の所見で，低心拍出量を示すとは限りません。

Q 3 解答 **a**

[解説]
p11図2「心不全とそのリスクの進展ステージ」参照。

Q 4 解答 **d**

[解説]
dの記述はNYHA心機能分類 IV度の内容です。

Q 5 解答 **a**

[解説]
ベックの三徴は，①頸静脈怒張，②低血圧，③心音減弱です。ベックの三徴を認めた場合には，心タンポナーデの可能性を考慮します。

5 心不全療養指導に必要な治療を理解しよう―薬物治療・非薬物治療・併存疾患の治療

堂垂大志，砂山　勉，末永祐哉

この項目で押さえたいこと

1 心不全の薬物治療は，症状をよくする「目に見える治療」と，予後を改善する「目に見えない治療」に分類できます。

2 非薬物治療としてカテーテル治療やデバイス治療を病態に応じて検討します。

3 併存疾患として高血圧や糖尿病，慢性腎不全，冠動脈疾患，心房細動，慢性閉塞性肺疾患（COPD）などのコントロールが重要です。

症例

患　者：50歳代，男性。

既往歴：6年前に前壁中隔の急性心筋梗塞をきたし，経皮的冠動脈インターベンション（PCI）を施行。4年前に重症僧帽弁閉鎖不全症/三尖弁閉鎖不全症に対して僧帽弁形成術/三尖弁輪縫縮術を施行。以降当院の外来に通院。2年前からコロナ禍であることを理由に外来通院を自己中断していた。

現病歴・経過：数週間前から労作時の呼吸困難感が出現し，次第に起座呼吸を呈するようになったため当院の救急外来を受診した。来院時のバイタルサインは血圧160/93mmHg，脈拍123/分，体温36.8℃，呼吸数18/分，経皮的動脈血酸素飽和度（SpO_2）93%（O_2 5L）であった。採血ではクレアチニン1.12mg/dLと軽度腎機能障害，N末端プロ脳性（B型）ナトリウム利尿ペプチド（NT-proBNP）4,258pg/mLと上昇を認め，胸部X線写真（図1）では心拡大ならびに両側肺うっ血像，両側胸水を認めており，急性心不全の診断で入院となった。急性期は安静，酸素，血管拡張薬や利尿薬投与により治療し，次第に酸素需要は軽減し代償を得られた。左室駆出率（LVEF）は35%と低下しておりLVEFの低下した心不全（HFrEF）と判断し，β遮断薬やレニン・アンジオテンシン・アルドステロン（RAA）系抑制薬を導入した。血圧も保たれていたためβ遮断薬を漸増し，ミネラルコルチコイド受容体拮抗薬（MRA）やSGLT2阻害薬を順次導入し，第13病日に自宅退院を迎えた。外来の経過も安定しており，3カ月後に施行した心エコーではLVEFは50%まで改善を認めた。

図1 入院時胸部X線写真

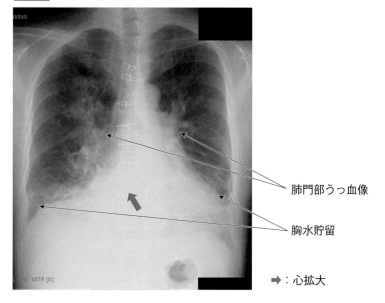

肺門部うっ血像

胸水貯留

➡：心拡大

心不全の薬物治療

- 心不全慢性期の治療目標は，①生命予後の改善，②心不全増悪による再入院の予防，③症状や生活の質 (QOL) の改善，④突然死の予防です。

- 心不全の病態にはRAA系や交感神経系の活性化が深く関与しているとされ，これらを抑制する薬剤を投与します。

- 心不全の薬物治療を考えるうえで欠かせないのが，LVEFによる分類です。LVEF 40％未満を「LVEFの低下した心不全 (HFrEF) 」，40％以上50％未満を「LVEFが軽度低下した心不全 (HFmrEF) 」，50％以上を「LVEFの保たれた心不全 (HFpEF) 」と定義し，導入すべき薬剤が異なっています。

- 心不全の薬物治療の目的は大きく2つに分かれています。1つは症状をよくする「目に見える治療」，もう1つは予後を改善させる「目に見えない治療」です。心不全の急性期にはまず患者の苦痛を取り除き，ときには命を救う管理が求められ，うっ血を解除する「目に見える治療」が主体となります。一方で，神経体液性因子による病態の悪性サイクルを抑制する「目に見えない治療」を慢性期に導入します。

1．HFrEFに対する薬物治療

- HFrEFに対しては，これまでの大規模臨床試験から生命予後改善もしくは再入院イベント抑制効果が証明された薬剤として，β遮断薬，アンジオテンシン変換酵素 (ACE) 阻害薬/アンジオテンシンII受容体拮抗薬 (ARB) /アンジオテンシン受容体ネプリライシン阻害薬 (ARNI)，MRA，SGLT2阻害薬があり，これらの併用療法が基本となっています。

- 基本薬による治療を十分に行っても症状を呈する，洞調律で心拍数が75/分を超える心不全患者に対してイバブラジンを併用し，そのほか必要に応じてジギタリスや血管拡張薬，ベルイシグアトを併用します（図2）。

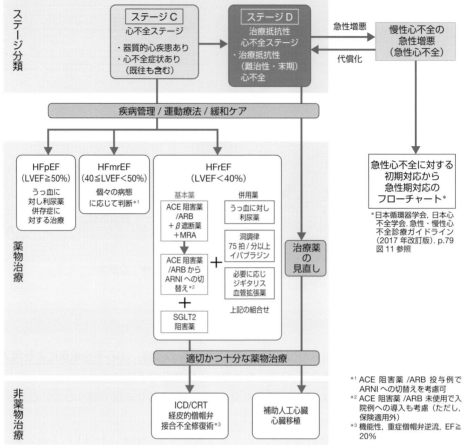

図2 心不全治療アルゴリズム

（日本循環器学会/日本心不全学会合同ガイドライン：2021年JCS/JHFSガイドライン フォーカスアップデート版 急性・慢性心不全診療. 2021. https://www.j-circ.or.jp/cms/wp-content/uploads/2021/03/JCS2021_Tsutsui.pdf（2023年1月閲覧）より許諾を得て転載）

2．HFpEF，HFmrEFに対する薬物治療

● HFpEFやHFmrEFに対しては十分な予後改善効果が証明された薬剤はなく，原疾患に対する治療を基本として，うっ血症状の軽減を目的とした利尿薬による負荷軽減療法および心不全増悪と関連する併存症に対する治療を行います。

● 近年は，SGLT2阻害薬であるエンパグリフロジンがLVEF 40％超の心不全患者の心血管死および心不全悪化による入院イベントを抑制することが示され，注目されています。

● 利尿薬は，うっ血に基づく労作性呼吸困難，浮腫などの症状を軽減するために，LVEFによらず使用されます。基本的にはループ利尿薬であるフロセミドが選択され，特に心不全の急性増悪期に使用されます。利尿効果が乏しい場合は投与方法の変更やほかの種類の利尿薬（サイアザイド系利尿薬，バソプレシンV_2受容体拮抗薬）の投与が行われます。

必須知識

■ HFrEFに対する予後改善効果が示されている4剤（β遮断薬，MRA，ARNI，SGLT2阻害薬）はファンタスティックフォー（fantastic four）とよばれ，心不全のキードラッグとして非常に重要です。

心不全の非薬物治療

● 適切かつ十分な薬物治療を行っても症候性の心不全で適応がある場合に，非薬物治療（図3）が選択されます。

● 具体的な非薬物治療として，致死性不整脈に対しては植込み型除細動器（ICD）や心臓再同期療法（CRT），冠動脈疾患に対してはPCIや冠動脈バイパス術（CABG），重症弁膜症（大動脈弁狭窄症・僧帽弁閉鎖不全症）に対しては経カテーテル的大動脈弁置換術（TAVI）や経皮的僧帽弁接合不全修復術（MitraClip®）などの介入が検討されます。

図3 非薬物治療の数々（TAVI，MitraClip®，CPX，ASV）

a：TAVI

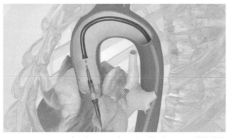

（エドワーズライフサイエンス社提供）

b：MitraClip®

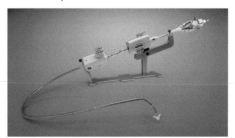
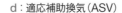

（アボット社提供）

c：心肺運動負荷試験（CPX）

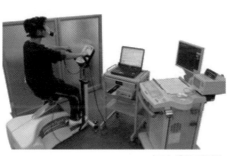

（フクダ電子提供）

d：適応補助換気（ASV）

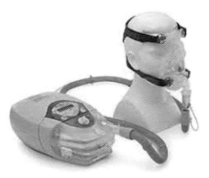

（フクダ電子提供）

1．ICD，CRT

- ICDは低心機能の心不全患者の致死性不整脈による突然死予防のための治療であり，持続性心室頻拍，心室細動，電気的除細動を要する心肺蘇生例などで適応となります。
- ICDは本体とリードで構成されます。本体はペースメーカと同様前胸部に埋め込まれ，リードは鎖骨下静脈から右室に留置されます。近年では，経静脈リードを用いず本体とリードを皮下に植え込む皮下植込み型除細動器（S-ICD）や，ICDの適応判定や植込みまでの期間のブリッジ治療として着用型自動除細動器（WCD）が用いられています。
- ICDを植え込むと致死性不整脈を治療できる安心感が得られる反面，いつ起こるかわからないショック作動への不安を抱え，抑うつ傾向となることがあり，精神的な支援が必要となることがあります。
- CRTは心室内の伝導障害に対して，収縮のタイミングのずれを補正し収縮能を改善する効果があります。心機能や運動耐容能，ひいては生命予後の改善に有効とされますが，3割程度はノンレスポンダーとよばれる治療反応性に乏しい群が存在することも知られています。
- ICDやCRTはともにデバイス関連感染症のリスクを伴うため，創部の観察や感染徴候に留意する必要があります。

2．PCI，CABG

- 心不全の原因として虚血性心疾患は最も多く，冠動脈の狭窄に対して血流の改善を目的とした治療がPCIならびにCABGです。
- PCIはカテーテル治療であり，CABGと比較して体への負担が少ないですが，約10％でステント内再狭窄や血栓症のリスクがあります。そのため，アスピリンやクロピドグレル，プラスグレルといった抗血小板薬を継続して内服する必要があります。逆に内服薬の飲み忘れや自己中断は，心筋梗塞を起こすリスクとなるため患者教育が重要です。
- CABGは冠動脈が複雑な症例に対して検討される治療法です。身体への侵襲はカテーテル治療と比較すると大きいですが，一期的に血行再建が可能で，弁膜症などの治療介入も同時にできることが強みです。

弁膜症の治療

- 弁膜症は，高齢化が進むわが国では罹患率が高く，上記に示した侵襲の少ない治療の選択肢が増えていることは福音であり，積極的な介入が期待されます。
- 2020年3月に日本循環器学会の「弁膜症治療のガイドライン」[1]もアップデートされ，弁膜症性心疾患に対する治療介入の指針としてフローチャートが用いられており，クリアカットな治療方針決定への指南役として申し分ないと考えます。
- しかし，最終的には患者の希望や家族背景を含め，経験のあるインターベンション医やエコー医，心臓外科医，麻酔科医などで構成されたハートチームでの協議が重要です。

心臓リハビリテーション

- 心不全患者への運動療法は運動耐容能の改善や心不全増悪による再入院抑制，長期予後改善のエビデンスも示されており，入院中に心肺運動負荷試験（CPX）による評価ならびに運動処方を行うことが望ましいです。
- 包括的心臓リハビリテーションの内容である疾病学習・セルフモニタリング・セルフマネジメントに関する指導やカウンセリングなども実施できるよう心がけます。
- 長期臥床による廃用症候群を防ぐため，可能な限り早期離床・早期リハビリが重要であり，フレイル予防の観点からも普及していく必要があります。

心不全に合併する睡眠呼吸障害

- 持続的気道陽圧法（CPAP）や適応補助換気（ASV）による陽圧呼吸療法や在宅酸素療法が検討されます。
- 陽圧呼吸療法とは，鼻マスクを介して気道内に陽圧をかけて無呼吸を取り除く治療で，このようなデバイスは陽圧換気によって心機能や自律神経機能を改善させる効果があります。
- 心不全患者の不安定な呼吸を安定させ，家庭でも使用できるので心不全の再入院の回避にもつながります。
- 在宅酸素療法は，QOLの改善とLVEFの上昇，心不全増悪による入院頻度の減少に有効とされます。

心臓移植

- 高度に心機能が低下し，あらゆる標準的治療を用いて最適化を行ってもNYHA心機能分類 III度から改善せず，心不全入退院を繰り返す場合は心臓移植を考慮します。
- 心臓移植を受けるには移植実施施設，日本循環器学会で審査を受けて移植の適応を検討します。しかしわが国では待機期間が非常に長期化しており，適応基準と除外基準を参考にしつつ，適切なタイミングで心臓移植実施施設にコンサルトを行うことが重要です。

併存症の治療

- 心不全，特にHFpEFは，心血管疾患（心房細動，高血圧，冠動脈疾患，肺高血圧症など）のみならず，非心血管疾患（糖尿病，慢性腎臓病〔CKD〕，慢性閉塞性肺疾患〔COPD〕，貧血，肥満）など多くの併存疾患を有しており，これらのコントロールが非常に重要です。
- このように高齢者に多い併存症が複雑に組み合わさり，多様な臨床病型をもたらしています。今後は症例に応じた個別化医療の重要性が指摘されています。
- 現在のところ，HFpEF患者に対しては利尿薬による体液量のコントロールと併存症に対する治療が主体となります。

1．糖尿病

- 心不全の独立した危険因子であり，心不全発症予防や進展抑制を目的とした糖尿病への治療は重要です。ただ厳格な血糖管理により低血糖を生じると，交感神経の賦活化などを介して心血管イベントが増加するとされており，注意が必要です。
- 近位尿細管でのグルコース再吸収を抑制し，尿中のグルコース排泄を増加させるSGLT2阻害薬は，糖尿病のみならず心不全に対しても有効性が示されており，キードラックの1つとして推奨されています。

2．CKD

- タンパク尿や腎臓の形態的変化，あるいは糸球体濾過値（GFR）の低下が3カ月持続することで診断されます。
- 心臓と腎臓は体液管理にきわめて重要な臓器であり，心腎連関とよばれ，お互いの臓器が密接に関係しています。CKDが進行すると排泄能低下に伴い薬剤選択や投与量にも注意が必要となり，患者個々に適合した治療が望ましいです。

3．COPD

- 心不全の発症および心血管死の独立した危険因子です。長時間作用型のβ_2刺激薬が投与されることがありますが，なかでも心不全の治療薬である心臓選択性の高いβ遮断薬（β_1選択性の高いビソプロロール）が使用されることがあります。

心不全療養指導士への期待

- 上記のような薬物治療と非薬物治療，併存疾患の管理が推奨され，患者を中心として医師，看護師，薬剤師，管理栄養士，理学療法士，心臓リハビリテーション指導士，医療ソーシャルワーカーなどを含めた多職種による疾病管理でチーム医療を形作ることが予後改善につながっていきます。
- 近年は，病院のみならず地域を含めた心不全チーム診療体制の構築の需要が高まっており，2021年から医師以外の医療専門職を対象とした新しい資格として心不全療養指導士が導入されました。
- 心不全は増悪の多くが服薬・食事など非医学的誘因であること，また高齢心不全患者は合併症が関連して再入院を繰り返すことが特徴です。心不全療養指導士はそのような予防可能な心不全増悪に対して，患者本人および家族などの介護者に正確な知識と技術を身に付けてもらい，発症・増悪予防のためのセルフケアと療養を継続していけるよう支援していく役割があり，「心不全パンデミック」を克服するため患者中心のチーム医療のキープレイヤーとなる存在として大きく期待されています。

■文献

1）日本循環器学会 / 日本胸部外科学会 / 日本血管外科学会 / 日本心臓血管外科学会合同ガイドライン：2020 年改訂版 弁膜症治療のガイドライン．2020.
https://www.j-circ.or.jp/cms/wp-content/uploads/2020/04/JCS2020_Izumi_Eishi.pd〔2023 年 1 月閲覧〕

CHECK POINT

Q. 正しいものに○，誤っているものに×を付けましょう。

☐ **1** 医療の進歩に伴い，心不全による死亡者数は減少している。

☐ **2** 心不全は左室駆出率（LVEF）によって内服すべき薬剤が分かれる。

☐ **3** LVEFの低下した心不全（HFrEF）患者の薬物療法の基本薬は，アンジオテンシン変換酵素（ACE）阻害薬/サクビトリルバルサルタン，α遮断薬，ミネラルコルチコイド受容体拮抗薬（MRA），SGLT2阻害薬である。

☐ **4** LVEF低下の改善に，経口強心薬は有用である。

☐ **5** HFrEF患者に対して，適切かつ十分な薬物治療を施行しても心不全が症候性である場合に心臓再同期療法（CRT）やMitraClip®などの非薬物治療を検討する。

☐ **6** LVEFの保たれた心不全（HFpEF）の確定診断には，N末端プロ脳性（B型）ナトリウム利尿ペプチド（NT-proBNP）の測定や心肺運動負荷検査が有用である。

☐ **7** HFpEFに高頻度で合併する併存症として，糖尿病や慢性腎臓病が挙げられる。

☐ **8** わが国において慢性心不全に対して保険適用を有するβ遮断薬は，カルベジロールとビソプロロールの2種類である。

☐ **9** 慢性心不全（LVEF 30%），心房細動で加療中の症例において，カテーテルアブレーションは長期的に予後改善効果が期待できる。

☐ **10** LVEFが改善すれば，心保護薬を中心とする内服薬は中止してよい。

（解答はp46参照）

Q1 次の記述のうち正しいものはどれか。1つ選べ。
 a. 皮膚の冷感があり，呼吸困難があるので，心不全と診断できる。
 b. 心ポンプ機能の代償機転が破綻すると心不全が生じる。
 c. 左室駆出率（LVEF）で分類された心不全は，いずれも推奨される治療法は同じである。
 d. 心筋梗塞後でむくみがあり利尿薬を内服しているが，現在は症状がないのでステージBに該当する。

Q2 次の記述のうち正しいものはどれか。1つ選べ。
 a. ステージAでは，器質的心疾患の重症化を予防するための支援が求められる。
 b. ステージBでは，心不全の急性増悪の予防を目的としたセルフケア支援に重点がおかれる。
 c. ステージCでは，サルコペニアやフレイルを予防するための介入をする必要がある。
 d. ステージDでは，器質的心疾患の発症予防が重視される。

Q3 わが国の心不全診療ガイドラインにおいて慢性心不全に対してクラスⅠで推奨されている薬剤のうち誤っているものはどれか。1つ選べ。
 a. アンジオテンシン受容体ネプリライシン阻害薬（ARNI）
 b. β遮断薬
 c. ミネラルコルチコイド受容体拮抗薬（MRA）
 d. カルシウム拮抗薬

Q4 心不全の薬物治療について正しいものはどれか。1つ選べ。
 a. β遮断薬はLVEFの保たれた心不全（HFpEF）患者の生命予後改善効果が証明されている。
 b. LVEFの低下した心不全（HFrEF）患者においてアンジオテンシン変換酵素（ACE）阻害薬，アンジオテンシンⅡ受容体拮抗薬（ARB），MRAの3剤併用は有用である。
 c. HFrEFでは，ARNIはACE阻害薬を超える有効性は示されなかった。
 d. ループ利尿薬は心不全患者の体液量を観察しながら用量を調節すべきである。

Q5 運動療法について正しいものはどれか。1つ選べ。
 a. 運動療法は多職種で実施される疾病管理プログラムとは異なり，心機能回復を目的として行われる。
 b. 適切な運動療法により，生命予後改善，再入院予防，運動耐容能低下予防が可能である。
 c. 運動療法を行うことにより，左室拡張機能の改善のみならず，LVEFも大きく改善するために運動耐容能が改善する。
 d. 運動療法は，HFrEFに対してのみ効果が認められ，HFpEFおよびLVEFが軽度低下した心不全（HFmrEF）に対しては効果がない。

CHECK POINT解答 | 1 × | 2 ○ | 3 × | 4 × | 5 ○ | 6 ○ | 7 ○ | 8 ○ | 9 ○ | 10 × |

解 答 ・ 解 説

Q 1　解答 **b**

[解説]
心不全ではなんらかの心臓機能障害が生じ，心ポンプ機能の代償機転が破綻して生じます。

Q 2　解答 **c**

[解説]
それぞれのステージに応じた支援のあり方を理解しましょう。

Q 3　解答 **d**

[解説]
カルシウム拮抗薬ではなく，SGLT2阻害薬が正しいです。

Q 4　解答 **d**

[解説]
利尿薬はうっ血による症状や所見を改善させるために使用し，中止という選択肢も含めて用量を調節します。

Q 5　解答 **b**

[解説]
運動療法により運動耐容能の改善を認めますが，LVEFの変化はわずかです。

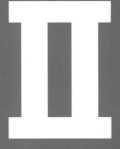

II 章

心不全療養指導を
実践しよう

1 セルフケアとセルフモニタリングを理解しよう

岡田明子

 ## この項目で押さえたいこと

1 心不全を増悪させないためには，身体的状態だけでなく心理的状態の安定も重要です。

2 心不全症状に気づいたときに適切な対処行動を取ることは，心不全患者に不可欠なセルフケアです。

3 セルフモニタリングに関する教育では，セルフモニタリングの技術を獲得し，習慣化されるよう指導することが大切です。

4 心不全患者が観察する必要がある症状は，心不全症状や薬の副作用による症状です。

5 患者がセルフケアを遵守できているか，質問紙などを用いて継続的に評価することが重要です。

6 症状の増悪に気づいたときの連絡先を伝えておくことは，心不全増悪時の早期の対処行動に役立ちます。

7 セルフケア教育は，患者のこれまでの経験を活用しながら実施しましょう。

8 心不全増悪により運動耐容能が変化するため，患者の身体活動量の変化に気づくことが大切です。

9 「心不全セルフケア尺度」や「ヨーロッパ心不全セルフケア尺度」は，心不全のセルフケアを包括的に評価できる尺度です。

10 心不全症状の観察は患者だけでなく介護者も行うことで，心不全増悪の早期発見につながります。

症例	患　者：Aさん。70歳代，女性。 家族構成：70歳代の夫，40歳代の娘の3人家族。団地の3階で同居。 心不全の経過：1年前に高血圧を原因とする心不全を発症し入院。退院後しばらくは落ち着いていたが，徐々に階段を上るときに息切れを感じるようになった。2週間ほど様子をみていたが，家事をするだけでも息が切れるようになったため病院を受診。心不全の急性増悪の診断で2回目の入院となった。入院後，薬物治療を行い心不全の状態が安定したため，自宅に退院することになった。Aさんが心不全増悪を繰り返さないようにするために，看護師はセルフケアに関する指導を計画している。どのような情報を収集し，どのような支援を行う必要があるか。

心不全患者に必要なセルフケアとは？

● 心不全患者に必要なセルフケアには，「セルフケアメンテナンス」，「セルフケアモニタリング」，「セルフケアマネジメント」の3つの段階があります（図1）[1]。

図1　心不全のセルフケア

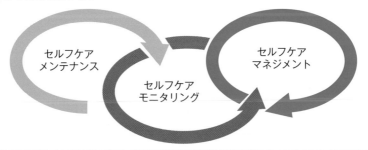

セルフケアメンテナンス に含まれる行動	セルフケアモニタリング で観察が必要な症状や徴候		セルフケアマネジメント に含まれる行動
・塩分制限 ・水分制限（必要時） ・節酒 ・ワクチン接種 ・適切な身体活動 ・服薬の遵守 ・禁煙 ・良質な睡眠 ・心理的な問題の認識	・息切れ ・浮腫 ・胸痛 ・食欲不振 ・倦怠感 ・咳嗽 ・口渇 ・動悸 ・めまい	・身体活動度 ・体重 ・脈拍 ・血圧 ・栄養状態 ・発熱／下痢／嘔吐 ・抑うつ気分	・利尿薬の調整 ・そのほかの薬剤の調整 ・身体活動量の調整 ・食事摂取量の調整 ・支援を求める ・医療従事者への相談

（文献1より転載）

1．セルフケアメンテナンス

● 塩分制限や服薬の遵守，適切な身体活動，良質な睡眠など身体的・心理的状態を安定させるために必要な行動です。

● Aさんの場合，入院前にこれらの行動がどの程度行えていたか，できていなかった行動についてはなぜ行えていなかったのかを評価したうえで，必要な支援を行うことが大切です。

2．セルフケアモニタリング

● 心不全症状や徴候，薬の副作用を観察することです。
● 患者が定期的に症状や徴候を観察することにより，心不全増悪の早期発見につながります。

3．セルフケアマネジメント

● 症状の増悪に気づいたときに取る必要がある行動です。
● 患者が症状に対して早期に適切な行動を取ることができれば，心不全のさらなる増悪を防ぎ入院を回避できる可能性があります。
● Aさんの場合，症状の増悪に気づいたときになにか対処行動をとったか，すぐに医療者への相談や受診をしなかった理由はなぜかを確認し，症状増悪時に適切な行動が取れるよう支援します。

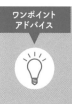

ワンポイント
アドバイス

● 心不全患者のセルフケアを包括的に評価する方法として「心不全セルフケア尺度」や「ヨーロッパ心不全セルフケア尺度」などの質問紙を用いたものがあります。
● 上記の質問紙を用いて，患者がセルフケアを遵守できているかを継続的に評価することが大切です。

セルフモニタリングで大切なことはなにか？

● 患者が心不全増悪に早期に気づくためには，心不全手帳などの症状や徴候の記録用紙を用いて，症状の有無や変化，体重の変化などを継続的に観察することが重要です。
● 高齢の患者のなかには症状の変化に気づきにくい人もいるため，患者だけでなく介護者や医療者も一緒に症状を観察することが大切です。

患者がセルフモニタリングを行うために必要な指導は？

● 心不全手帳などの記録用紙をわたし，記載方法を説明します。
● 入院中から記録を開始することで記載をするうえでの疑問点を解消するとともに，セルフモニタリングの習慣が身に付くようにします。
● 患者がセルフモニタリングの技術を獲得できるよう，浮腫の観察方法（図2）や心不全症状の特徴を具体的に説明することも大切です。
● 普段行っている行動がいつもと同じようにできるかを確認することも，心不全増悪に気づくきっかけとなることがあります。例えば，普段休まずに歩くことができるバス停まで，同じように休まずに歩くことができるかなど，具体的な日常生活のなかの行動で運動耐容能の変化を確認することが大切です。
● 自宅での体重測定が行われていない理由として，体重計をもっていない場合もあるため，自宅に体重計があるかどうかについても確認をしましょう。

図2 浮腫（むくみ）の観察方法

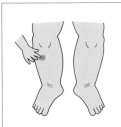

①足のすねを10秒押します
②押した部分を指でなぞります
③押した部分がへこんだままであれば，むくみがあります

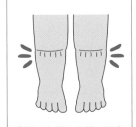

①靴下を脱いだ後の足を観察します
②靴下の跡が強く残っていたらむくみがあります

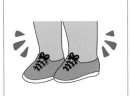

①足首がいつもより太くなっていませんか？
②普段履いている靴がいつもよりきつくなっていませんか？
③上記が当てはまれば，むくみがあります

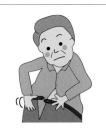

①ウエスト周りで服がきつくなっていませんか？
②きつくなったのは，むくみによる可能性があります

ワンポイント
アドバイス

●患者の心不全症状への理解を深めるためには，経験した症状を患者自身の言葉で説明をしてもらい，医療者が患者の症状の経験を理解したうえで，心不全症状について患者が理解できるような表現を用いて指導を行うことが大切です。

心不全患者のセルフケアにはなにが影響する？

● 心不全患者は安定した状態を維持するために，食事の選択，薬を飲むタイミング，体重測定の頻度，症状に気づいたときに起こすべき行動など，さまざまな意思決定をしながら病気とともに生活をしています。

● 意思決定の過程には，図3に示すようにさまざまな要因が影響します[2]。

● 特に患者が適切な意思決定をするためには，知識や経験が重要な役割を果たします。

図3 心不全のセルフケアに影響する要因

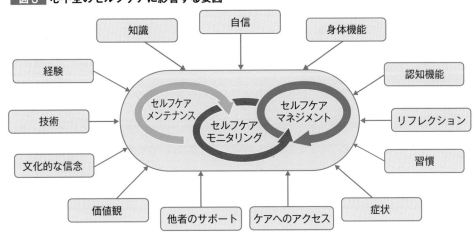

- Aさんの場合，指導を開始する前に，これまでに心不全やセルフケアに関する指導は受けているのか，知識はどの程度あるのかについて確認する必要があります。もし知識が不十分の場合，Aさんの認知機能や身体機能などを含む疾病管理能力を総合的に評価したうえで，必要であればAさんの夫や娘に対しても指導を行います。
- セルフケアには経験も影響します。Aさんのこれまでのセルフケアや症状の経験をともに振り返り，経験を活用しながら適切な行動を伝えることで，過去の経験と同じような状況に遭遇した際の適切な意思決定につながります。
- 他者からの支援や病院へのアクセスがしやすいことも重要です。
- 患者が体調の変化に気づいたときにいつ，どこの，誰に，どのように相談すればよいか伝えておくことで，心不全増悪時の早期の対処行動につながることが期待できます。

> **ワンポイントアドバイス**
>
> - セルフケア教育では一般的な知識を提供するだけでなく，どのように生活のなかで実施していくのか，患者の特徴や生活習慣に応じた具体的な方法を説明することで，セルフケア能力の向上につながります。

■文献

1) Jaarsma T, Hill L, Bayes-Genis A, et al : Self-care of heart failure patients : practical management recommendations from the Heart Failure Association of the European Society of Cardiology. Eur J Heart Fail 23 : 157-174, 2021.
2) Riegel B, Jaarsma T, Lee CS, Stromberg A : Integrating symptoms into the middle-range theory of self-care of chronic illness. ANS Adv Nurs Sci 42 : 206-215, 2019.

CHECK POINT　Q. 正しいものに○，誤っているものに×を付けましょう。

☐	1	心不全を増悪させないためには，身体的状態だけでなく心理的状態の安定も必要である。
☐	2	心不全症状に気づいたときに適切な対処行動を取ることは，心不全患者が行う必要があるセルフケアの1つである。
☐	3	セルフモニタリングに関する教育では，症状を観察するよう説明すればよい。
☐	4	心不全患者において観察が必要な症状は，心不全症状のみである。
☐	5	患者がセルフケアを遵守できているかについては，質問紙などを用いて継続的に評価することが重要である。
☐	6	症状の増悪に気づいたときに誰に連絡をすべきかを伝えておくことは，心不全増悪時の早期の対処行動に役立つ。
☐	7	セルフケア教育は，患者のこれまでの経験を活用しながら実施するとよい。
☐	8	運動耐容能の変化は心不全増悪の徴候ではないため，観察する必要はない。
☐	9	心不全のセルフケアを包括的に評価する尺度には「心不全セルフケア尺度」や「ヨーロッパ心不全セルフケア尺度」がある。
☐	10	心不全症状の観察は患者のみが行えばよく，介護者による観察は不要である。

（解答はp55参照）

練習問題

Q1 心不全患者のセルフケアについて正しいものはどれか。1つ選べ。
a. セルフケアメンテナンスとは，症状の変化に気づいたときの対処行動である。
b. セルフケアモニタリングとは，病院を受診したときに医療者が症状を観察する行動である。
c. セルフケアマネジメントとは，心理的状態を安定させるための行動である。
d. セルフケアとは意思決定過程である。

Q2 セルフケアメンテナンスについて正しいものはどれか。1つ選べ。
a. 心不全管理において，患者の睡眠状況を考慮する必要はない。
b. 心不全患者では，運動はすればするほどよい。
c. インフルエンザや肺炎球菌に対するワクチン接種は，心不全患者に必要なセルフケアである。
d. 毎日ビールを375mL飲んでいる患者でも禁酒するよう指導する。

Q3 セルフケアモニタリングについて<u>誤っている</u>ものはどれか。1つ選べ。
a. 患者がセルフモニタリングを行っていれば，介護者や医療者による症状の観察は不要である。
b. セルフモニタリングでは心不全症状だけでなく薬の副作用についても観察するよう指導する。
c. 心不全症状や徴候は，心不全手帳などを活用しながら継続的に観察する必要がある。
d. 高齢心不全患者では，症状の出現や変化に気づきにくい場合がある。

Q4 セルフケアマネジメントについて正しいものはどれか。1つ選べ。
a. 患者が心不全症状の増悪に気づいたときは，症状の程度にかかわらず，すぐに入院する必要がある。
b. 症状の増悪に気づいたときでも，それまでと同じように運動を継続しても問題ない。
c. 息切れがひどくなったときは，医師の指示がなくても利尿薬を増量して対処する。
d. 症状の増悪に気づいたときに家族に支援を求めることも必要な対処行動である。

Q5 セルフケアの評価について<u>誤っている</u>ものはどれか。1つ選べ。
a. 「心不全セルフケア尺度」は，心不全患者に必要なセルフケアを包括的に評価することができる。
b. 患者のセルフケアは変化しないため，一時点でのみ評価すればよい。
c. 尺度を用いてセルフケアを評価することで，患者のセルフケアの実施状況や不十分な項目を明らかにすることができる。
d. 「ヨーロッパ心不全セルフケア尺度」は心不全患者のセルフケアを包括的に評価できる尺度である。

CHECK POINT解答 1 ◯ 2 ◯ 3 × 4 × 5 ◯ 6 ◯ 7 ◯ 8 × 9 ◯ 10 ×

Q1 解答 d

[解説]
「セルフケアメンテナンス」は身体的・心理的状態を安定させるための行動,「セルフケアモニタリング」は患者や介護者が症状を観察することで症状の増悪に気づくこと,「セルフケアマネジメント」は症状に気づいたときの対処行動を指します。これらの行動は心不全の疾病管理において不可欠なセルフケアで,患者は日々意思決定をしながら心不全の管理を行っています。

Q2 解答 c

[解説]
セルフケアメンテナンスには,塩分制限,水分制限,適切な身体活動量の維持,ワクチン接種などが含まれます。心不全患者は心肺運動負荷試験などを行い,心機能に見合った適切な身体活動量を維持する必要があります。過度な運動は心不全増悪の要因となります。アルコールについては,禁酒ではなく,適量に留めるよう指導を行いましょう。心不全を増悪させないためには,よい睡眠を取り,心理的状態が安定していることも大切です。

Q3 解答 a

[解説]
患者のなかには,心不全症状の変化に気づきにくい人がいます。また,心不全症状は呼吸器疾患などほかの疾患や加齢変化による症状と類似しているため,症状を自覚していても心不全による症状と認識せずに,見過ごしてしまっている場合があります。そのため心不全症状は,患者だけでなく介護者や医療者とともに観察することが,心不全増悪の早期発見につながります。

Q4 解答 d

[解説]
症状の増悪に気づいた際に必要な対処行動として,医療者への相談や病院受診だけでなく,塩分摂取量や身体活動量の調整などがあります。心不全増悪の程度によっては必ずしも入院は必要なく,外来での利尿薬の調整,塩分摂取量や身体活動量の調整によって軽快する場合もあります。利尿薬の調整にあたっては,必ず医師の指示が必要です。また,家族への相談が病院受診につながることがあるため,家族に相談をすることも重要な対処行動です。

Q5 解答 b

[解説]
患者のセルフケアの実施状況はさまざまな要因によって変化します。そのため,セルフケアは継続的に評価することが大切です。もし,これまでできていたにもかかわらず不十分になったセルフケアの項目がある場合は,なぜできなくなったのか,その要因を明らかにしたうえで適切な支援方法を検討する必要があります。

2 定期受診・増悪時に どう対応する？

比嘉洋子

 ## この項目で押さえたいこと

1 心不全では，症状の有無にかかわらず定期的な受診が重要です。

2 心不全では，退院直後は生活の変化による心不全の増悪に注意が必要です。

3 受診が中断した患者に対してその理由を明らかにして介入していくことが重要です。

4 自覚症状の確認は，動いたときの症状にも注目することが大切です。

5 心不全患者の浮腫は，個々の患者によって出現する部位が異なります。

6 頸静脈怒張の観察を，左房圧上昇や肺うっ血の指標として活用することが大切です。

7 症状モニタリングは，バイタルサインだけでなく，患者自身が心不全症状を観察できるように指導します。

8 突然の呼吸困難は緊急度の高い症状であり，ただちに医療機関を受診するように指導します。

9 足のむくみの悪化を認めたときは，早めの受診を検討するように説明します。

10 心不全症状の変化が軽度の場合は，塩分制限の強化といった生活の是正をするように説明します。

症例

患　者：70歳代，女性。

社会的背景：50歳代の息子と二人暮らし。居住は一軒家で最寄りのスーパーまで15分程度歩く。

心不全の経過：虚血性心疾患に伴う初回の急性心不全にて入院し，退院後初めての外来受診で来院した。退院時の左室駆出率（LVEF）は40％，中等症の僧帽弁逆流を認めていた。入院時にパンフレットを用いた心不全指導を行い，心不全手帳への症状モニタリングの記入を指導していた。医師の診察の待ち時間を活用し，退院後の生活について伺った。「退院してから片付けとかで動きすぎた。息子がいるけど，家の中が散らかったままでね。ちょっと疲れたわね。寒かったから昼にお蕎麦を食べた。お蕎麦は太らないでしょ？」と話していた。体重は退院時から2kgの増加，両脛骨部の軽度浮腫，頸静脈怒張が中等度認められた。

心不全患者はなぜ定期受診が必要？

- 心不全は進行性の病態のため，状態に応じて生活習慣の是正や薬剤調整を行う必要があります。

- 安定した状態を保つためには，症状が落ち着いているときでも定期的に病院を受診し，状態に変化がないか確認することが重要です。

- 退院直後は，身体活動量や食生活が大きく変わることにより心不全が再発しやすい時期であるため，早めのタイミングで受診をしてもらい，生活状況や心不全増悪の徴候がないか確認しましょう（図1）。

図1 退院後の受診のタイミングの例

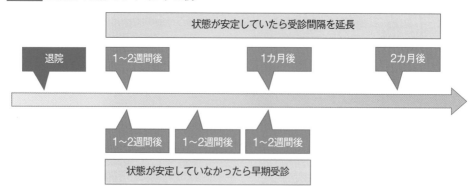

- 状態が安定していると，患者は「病気が治った」と思い受診をしなくなる場合があるため，定期受診の必要性を指導することが大切です。

- 受診が中断した患者がいる場合は，電話連絡し受診を促すとともに，受診をしなかった理由を明らかにしたうえで解決策を検討しましょう。

**ワンポイント
アドバイス**

● 患者によっては受診中断の理由が，病院まで受診する手段がない場合や，受診が身体的負担となっている場合があります。そのような場合は，訪問診療の導入や自宅近くへの診療先の変更を検討しましょう。

心不全患者が定期受診にきたときにはなにを確認する？

1．自覚症状

- **息切れ**：安静時だけでなく，自宅の階段や荷物を持って歩くときに息切れはないか
- **疲れやすさ（倦怠感）**：だるさ，気力のなさはないか
- **食欲不振**：食事摂取量はどうか

2．身体所見

- **浮腫**：足の腓骨部および足背部に指の圧痕がないか，背部や臀部に浮腫はないか
- **頸静脈怒張**：頸静脈怒張の程度はどうか
- **呼吸音**：肺音の聴取を行い，ラ音の有無，Ⅲ音の有無はどうか
- **体重**：退院後の体重と比較して2kg以上の増加または低下はないか

3．バイタルサイン

- **血圧**：入院時と比較して，20mmHg以上または以下の変化はないか
- **脈拍**：正常洞調律または退院時と比較して，20/分以上または以下の変化はないか
- **呼吸回数**：会話で容易に呼吸回数の増加がみられないか

4．症状モニタリングやセルフケアの状況

- **症状モニタリング**：心不全手帳などを活用して自己記入ができているか
- **セルフケア**：内服遵守，適切な減塩，適切な活動量で生活できているか

必須知識

頸静脈怒張の観察

■ 頸静脈怒張は左房圧の上昇や肺うっ血を示唆します。退院時には消失していた頸静脈怒張がみられた場合，ほかのバイタルサイン，自覚症状，身体所見と合わせてアセスメントに活用しましょう（図2）。

図2　頸静脈怒張の観察

退院時には頸静脈怒張は
軽度だったのに
今日は悪化しているわ

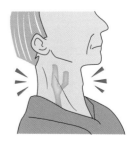

ワンポイント
アドバイス

- 症状モニタリングでは，一歩踏み込んで，自己記入した内容を患者自身がどのようにとらえているか，話を聞いてみましょう。「体重が増えているけど，もともとこの体重だったしね」（心不全増悪とは思っていない!?）のように，誤った解釈を訂正していけるような支援をしていきましょう。
- 外来受診にきた患者と話をするとき，心不全手帳への自己記入，内服遵守や減塩を実行できていたら，少し大げさなくらいに「よく書けていますね」，「頑張っていらっしゃいますね」，「心不全手帳を持参していただけると，診療にも役立ち，助かります」といったポジティブフィードバックを言葉にして伝えましょう。患者にとって外来という医療現場が安心して受け入れてもらえる場であることを感じてもらうことは，患者のセルフケア維持にとっても重要です。

心不全患者が心不全増悪に気づいたときはどのような対応が必要？

- 患者が心不全増悪に気づいた際は，緊急度に応じた対応が必要です（表1）。
- 最も緊急度が高い症状には，意識障害や安静時の息苦しさ，血圧の低下などがあり，このような症状がある場合は速やかな医療機関への受診が必要です。
- 早めの受診が必要な状態としては，心不全増悪傾向を示唆する体重増加や浮腫，息切れなどの症状の悪化があります。
- 心不全症状があっても軽度の場合は，定期受診まで経過をみてよい状態です。症状が軽度の場合は，安静にする，塩分制限や水分制限を強化する，など生活を是正します。
- 患者教育の際は，緊急度に応じた対応について指導を行うとともに，判断に迷う場合は電話などで相談をするよう伝えることも大切です。

表1　心不全増悪時の緊急度と必要な対応

緊急度	症状・徴候	必要な対応
すぐに受診が必要な状態	・安静時の息苦しさ ・夜間の咳 ・横になると苦しいが，座ると楽になる ・血圧が低くフラフラする	ただちに救急車を要請し救急医療を受診
早めの受診が必要な状態	・体重増加 ・足のむくみ ・動いたときの息切れ ・疲れやすい，だるい ・食欲がない	定期受診日よりも前に病院を受診 もしくは電話などで医療者へ受診相談
定期受診まで経過をみてよい状態	・軽度な症状の変化	生活の是正 （安静，塩分制限・水分制限の強化）

症例における受診結果

- 患者は検査および診察の結果，心不全の軽度増悪を認め利尿薬の追加処方がされ，1週間後に外来受診する予定となりました。
- 心不全療養指導士から，適切な塩分制限の方法，体重が2kg以上増えるときは心不全増悪のサインであること，適切な活動量（買い物を息子に依頼するなど）について説明を行ったところ，患者は「体重も元に戻ったから正常だと思っていた。足のむくみにも気づかなかったわ。体重が増えていたら病院に連絡して相談していいのね」と話していました。

CHECK POINT　Q. 正しいものに○，誤っているものに×を付けましょう。

☐	1	心不全は，症状が安定している場合は定期的に受診をする必要はない。
☐	2	退院直後は，生活の変化により心不全が増悪しやすい時期である。
☐	3	受診が中断した患者については，患者に連絡し受診が中断した理由を明らかにしたうえで対応を検討する。
☐	4	息切れは安静時だけでなく，労作時にも出現するか問診する。
☐	5	心不全患者の浮腫は下肢だけ観察すればよい。
☐	6	頸静脈怒張は左房圧の上昇や肺うっ血の指標になる。
☐	7	症状モニタリングでは血圧が記入されていればよい。
☐	8	夜，横になっているときに突然息苦しくなった場合は，朝になってから病院へ電話し受診の相談をすればよい。
☐	9	足のむくみの悪化に気づいたときは，数日間，悪化しないか様子をみてから病院へ連絡する。
☐	10	心不全症状の変化が軽度のときは，塩分制限の強化が必要である。

（解答はp62参照）

Q1 心不全の定期受診について正しいものはどれか。1つ選べ。

　a. 退院後最初の外来受診について患者は3カ月後を希望したが，3週間後にしてもらうように医師に伝えた。

　b. 退院後，特に症状がなければ受診しなくてもよいと説明した。

　c. 心不全症状の増悪を認めた場合，次回予約日まで様子をみるように説明した。

　d. 高齢患者だが日常生活動作は自立しているため，患者1人での受診で構わないと家族に伝えた。

Q2 心不全増悪傾向を評価するために，定期受診時に医療者が確認すべき症状や徴候について，誤っているものはどれか。1つ選べ。

　a. 退院時と比較して5kg以上の体重増加

　b. 気力のなさ

　c. 20/分以上の脈拍の変化

　d. 会話時の呼吸回数の増加

Q3 心不全患者が定期受診をした際に医療者が確認すべき事項について正しいものはどれか。1つ選べ。

　a. 心不全手帳などを用いた症状モニタリングでは血圧，脈拍，体重だけが書いてあればよい。

　b. 前回の受診後から今回の受診までの間に，息切れの悪化があったにもかかわらず対処行動を取っていなかった場合は，その理由を明らかにするために話を伺う。

　c. 症状を記録できていれば，患者自身に意味の解釈まで求める必要はない。

　d. 症状モニタリングを行うことは患者の責任であり，特にねぎらう必要はない。

Q4 心不全増悪時に緊急受診の必要はないが早めの受診が必要な状態について正しいものはどれか。1つ選べ。

　a. 足のむくみの悪化

　b. 夜間の咳

　c. 低血圧によるふらつき

　d. 横になったときの息苦しさ

Q5 心不全患者が心不全増悪に気づいた際に取るべき対応について誤っているものはどれか。1つ選べ。

　a. 体重を減らすためにさらに運動量を増やす。

　b. 食事摂取内容を振り返り，塩分過多になっている場合は塩分摂取量を減らす。

　c. 服薬内容を確認し，飲み忘れがないか確認する。

　d. 対処方法の判断に迷った際は，医療者に電話で相談する。

CHECK POINT解答	1	2	3	4	5	6	7	8	9	10
	×	○	○	○	×	○	×	×	×	○

Q1 解答 **a**

[解説]

心不全患者では退院後の1カ月は血行動態が不安定で，また入院生活から日常生活に戻ることで容易に心不全が増悪しやすい時期となります。初回の外来の設定は3週間以内が望ましく，その間に増悪した際の電話連絡の方法や外来受診の方法について，よく説明しておく必要があります。また高齢患者の場合，家族からの情報も重要となります。

Q2 解答 **a**

[解説]

体重は，2kg以上増加していないかを確認する必要があります。退院後の体重増加は，心不全増悪だけでなく，食事摂取量や食事内容，活動量の増加に伴う筋肉量の変化によっても生じます。体重が増加していた場合は，患者から退院後の生活状況について詳しく話を伺い，体重増加の原因を明らかにしたうえで対処方法を検討することが大切です。

Q3 解答 **b**

[解説]

心不全手帳に症状や体重の記録がされていても，記録をしているだけで変化に気づいていない場合があります。受診時に手帳を確認し，症状が変化していた場合は症状の変化に気づいていたか，気づいていた場合はなんらかの対処行動を取ったかを確認します。また，気づいていなかった場合は，その理由を明らかにし，症状の変化に気づけるよう支援を行います。

Q4 解答 **a**

[解説]

心不全増悪時は症状や徴候によって緊急度が異なります。夜間の咳や横になったときの息苦しさ（発作性夜間呼吸困難），低血圧によるふらつきは特に緊急度が高い症状であり，速やかに救急車を要請し病院を受診する必要があります。

Q5 解答 **a**

[解説]

心不全増悪時に取るべき対応は緊急度によっても異なりますが，症状が軽度の場合は生活の是正によって症状が改善する場合があります。心機能に見合わない過剰な身体活動量は心不全増悪の要因となるため，心不全増悪傾向に気づいた際は，身体活動量を増やすのではなく，できるだけ安静にすることが大切です。

3 服薬アドヒアランスを どう評価し，支援する？

芦川直也

 この項目で押さえたいこと

1 服薬アドヒアランスとは，患者が服薬意義を理解し，薬を処方どおりに服用することです。

2 服薬アドヒアランスの悪化は，死亡および再入院のリスク増加，心不全症状の増悪を招きます。

3 1日服用回数が多くなると，服薬アドヒアランスは悪化しやすくなります。

4 処方薬剤数が多くなると，服薬アドヒアランスは悪化しやすくなります。

5 高齢独居，老老介護の増加に伴い，服薬管理方法の設定に難渋する状況が多くなっています。

6 心不全治療薬に関する教育は良好な服薬アドヒアランスを維持するうえで重要です。

7 服薬管理方法を設定する際は，患者の認知機能を考慮しましょう。

8 心不全治療薬は，症状のあるときのみ内服しても，予後改善効果は期待できません。

9 良好な服薬アドヒアランスを維持するために，お薬カレンダーなどの服薬補助用具を活用しましょう。

10 薬剤の用法設定は，患者や服薬介助者の生活スケジュールを考慮しましょう。

症例
1

患　者：60歳代，男性。
現病歴：心不全症状の増悪による2回目の入院。
服薬アドヒアランス：処方薬はPTPシートで自己管理していた。入院時，持参薬の残
数を確認すると，それぞれの薬剤の残数が大きく異なっていた。

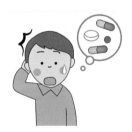

本症例の服薬アドヒアランス不良の要因をどう明らかにする？（図1[1]）

● 服薬アドヒアランス不良の要因は，複合的に影響を及ぼすことが少なくないことを考慮しましょう。

● 患者本人からの情報だけでなく，家族や持参薬の残数から得られる情報も活用しましょう。

● 入院中における患者の服薬管理状況から問題点を抽出できることも多いです。

図1　服薬アドヒアランス不良の要因

関連因子	服薬アドヒアランス不良の要因
患者	・治療効果を実感できていない ・健康，医療に関する情報活用能力の低下 ・身体的障害（視力，聴力など） ・精神疾患（うつ，不安など） ・社会的孤立 ・認知機能の低下
病状	・複雑な処方内容 ・併存疾患の影響 ・複数の併存疾患に伴うポリファーマシー
薬物治療	・頻回の服用回数 ・ポリファーマシー ・副作用症状
社会経済	・自己負担額が大きい ・薬局へのアクセスが悪い ・ソーシャルサポートの欠如 ・ホームレス
医療制度	・コミュニケーション不足 ・介護の連携欠如 ・利用困難な患者支援プログラム

（文献1より転載）

患者個々の
服薬アドヒアランス不良の
要因はなにか？
を把握することが重要！

必須知識

■ 服薬アドヒアランス不良例に遭遇したら，まずは服薬アドヒアランス不良の要因がなにか，そして服薬忘れの傾向を明らかにすることが重要です。

- 服薬アドヒアランス不良の要因はさまざまで，その対策も要因により異なることから，まずは患者・家族から情報を得たり，入院前内服薬の服薬状況確認などにより，服薬アドヒアランス不良をきたした要因および服薬忘れの傾向の把握に努める必要があります。

- 近年，心不全症例の高齢化が進行していることから，意図的な要因（治療効果が実感できない，副作用の懸念など）よりも非意図的な要因（不注意や失念による服薬忘れ）が多いとの報告があります。このため，高齢患者にはミニメンタルステート検査（MMSE）などによる認知機能評価を実施し，非意図的な服薬アドヒアランス不良を生じるリスクについて評価すべきです。医療安全の観点から，入院から退院直前まで看護師が服薬管理を担うことも少なくないと思われますが，患者本人に服薬管理してもらうことにより服薬管理上の問題点が明らかとなったことを筆者はたびたび経験しています。

症例 2

患　者：40歳代，男性。
現病歴：心不全初回入院。
服薬アドヒアランス：処方薬はPTPシートで自己管理していた。処方日と薬剤の残数から，服薬アドヒアランスは良好と思われた。認知機能も良好であった。

本症例の服薬アドヒアランスをどう良好に維持させるか？（図2）

- 心不全治療薬に関する正しい知識を患者に習得してもらいましょう。
- 心不全治療薬の多くは，薬の説明書に「血圧を下げる薬」と記載されるものが多いですが，単に血圧を下げる目的で処方しているわけではないため，自己中断しないよう理解してもらいましょう。
- 一部の薬剤を除いて，心不全治療薬は食後内服の指示があっても，空腹時内服で支障がないため，指示された用法から多少時間がずれても内服するよう説明しておきましょう。

図2　良好な服薬アドヒアランスを維持するために必要な教育

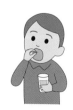

症状が落ち着いていても
服薬を継続する！

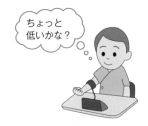

血圧が低いからといって
薬を自己中断しない！

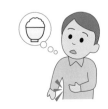

空腹時でも食後指示の薬剤
を内服しても構わない
（一部の薬剤を除く）

必須知識

■ 心不全治療薬に関する知識不足は，服薬アドヒアランス不良の一因となり得ます！

**ワンポイント
アドバイス**

● 心不全治療薬は，心不全症状のあるときのみ症状を緩和する薬（利尿薬，強心薬など）を使用しても，生命予後を改善できず，再入院も予防できません。心不全治療薬のなかでもアンジオテンシン変換酵素（ACE）阻害薬／アンジオテンシンⅡ受容体拮抗薬（ARB）／アンジオテンシン受容体ネプリライシン阻害薬（ARNI），ミネラルコルチコイド受容体拮抗薬（MRA），β遮断薬，SGLT2阻害薬といった標準治療薬は，痛み止めとは異なり，状態が安定しているときでは効いた実感が得られないかもしれません。しかしながら，これらの薬剤は生命予後を改善し，心不全再入院を抑制する重要な役割を担っていることから，認知機能が保たれている症例では，症状がなくても服薬を継続することの必要性を患者に理解してもらうことが重要です。

● 食事を摂っていなければ食後指示の薬剤を内服してはいけないと思っている患者も少なくありません。低血糖リスクを上昇させる糖尿病治療薬，空腹時内服で吸収が低下してしまう薬剤は食後内服する必要があるものの，ほとんどの薬剤は空腹時に内服しても支障はありません。特に，若年症例は多忙であることが多いため，指示した用法どおりに服用できなかった際の対応について説明しておく必要があります。

● 心不全治療薬に関する指導内容は多岐にわたるため，集団指導の導入により効率化および指導内容の標準化を図ることも多職種間で検討すべきです。

**症例
3**

患　者：70歳代，男性。
現病歴：心不全初回入院。
服薬アドヒアランス：処方薬はPTPシートで自己管理していた。入院時，持参薬の残数を確認すると，それぞれの薬剤の残数が大きく異なっていた。MMSE点数は30点満点中28点と，認知機能は良好であった。

本症例の服薬アドヒアランスをどう改善するか？（図3）

● PTPシートによる調剤から一包化調剤に変更しましょう。

● 服用回数を少なくし，可能であれば1日1回内服としましょう。

● 中止可能な薬剤があれば医師と協議して処方薬剤数を可能な限り少なくしましょう。

図3 服薬アドヒアランスを改善させるための対策

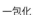

一包化

服薬回数を少なくする

薬剤数を少なくする

必須知識

!!

■ 一般的に，1日服用回数および処方薬剤数は少ないほうが，良好な服薬アドヒアランスを維持しやすいです。

ワンポイント アドバイス

● 服薬アドヒアランスを良好に保つことを目的として，入院期間中に処方形態（PTPシート→一包化）または処方内容（薬剤の追加もしくは中止，用法変更）を変更した場合は，退院後も変更内容が継続されるよう，薬剤師がお薬手帳やトレーシングレポートなどを活用して，かかりつけ医や調剤薬局に情報をつなぐことが重要です。その際，かかりつけ医が院内調剤を行っている場合は，一包化調剤に対応可能かを事前確認しておく必要があります。

● 心不全入院した際は，患者の処方内容を整理するチャンスでもあります。特に，ポリファーマシー（多くの薬剤を併用）の症例では，内服していた薬剤を漫然と継続するのではなく，薬剤師が中心となって継続する必要性が低い薬剤を整理することも，服薬アドヒアランスを良好に保つうえで重要です。

症例 4

患　者：80歳代，女性。
現病歴：心不全症状の増悪による2回目の入院。
服薬アドヒアランス：処方薬は1日1回内服で一包化されており，自己管理（内服する際，薬袋から取り出し）していた。入院時，持参薬の残数を確認すると，次回の定期外来受診日までの日数よりも薬剤の残数が大きく上回っていた。患者本人は「忘れず内服できていた」と話していた。MMSE点数は30点満点中24点であり，軽度認知機能障害が疑われた。同居家族は夫のみであり，夫の服薬管理も患者本人が行っていた。

本症例の服薬アドヒアランスをどう改善するか？（図4[2]）

● 認知機能障害が疑われる症例では，お薬カレンダーなどの服薬補助用具を積極的に活用しましょう。

図4 MMSE点数に応じた服薬管理方法

MMSE点数

30 ➡ 26 ➡ 21 ➡

薬袋を用いた
PTPシート管理
一包化管理

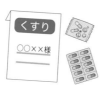

服薬補助用具を
活用した管理
・お薬カレンダー
・服薬ケース　など

介助者による
服薬管理

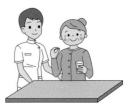

（文献2より転載）

● 服薬補助用具を使用する際は，患者本人が<u>服薬だけでなく配薬可能かを確認</u>しておきましょう。

● 患者本人が配薬不可能であれば，配薬をサポートしてもらうキーパーソンを設定しておきましょう。

必須知識

■ 軽度認知機能障害が疑われる症例（MMSE 26点以下）では，薬袋を用いた管理により服薬過誤（内服間違い，内服忘れ）が生じやすくなります。

ワンポイントアドバイス

● 高齢の患者では，たとえ服薬回数を1日1回にしても服薬忘れが少なくありません。特に薬袋から内服するたびに取り出す方法では，軽度認知機能障害が疑われるMMSE 26点以下の症例において服薬過誤が多いことも報告されています。しかしながら，患者の服薬アドヒアランスに関する自己評価は実際よりも良好であることが多いため，このような症例の自己評価を鵜呑みにせず，入院前内服薬の残数と処方日および処方日数を照合し評価すべきです。本症例のように，服薬アドヒアランス不良例が心不全症状の増悪により入院した際は，確実に内服した際の薬効も確認する必要があるため，入院直後は看護師管理とすべきです。

● 最近では心不全患者の高齢化だけでなく，高齢独居や老老介護の家庭が少なくないことから，できる限り患者本人が服薬管理可能となる方法を模索する必要があります。その点，お薬カレンダーなどの服薬補助用具は「飲み忘れの見える化」をすることにより，認知機能が軽度低下した症例でも服薬管理が可能となることが多いため，積極的に活用すべきです。内服薬は食事の前後での服薬指示が多いため，お薬カレンダーは食事を摂る場所に配置するよう説明しましょう。なお，お薬カレンダーを使用する際は，配薬の過誤防止および負担軽減のために内服薬は一包化しておきましょう。

症例 5

患者：80歳代，男性。

現病歴：数カ月ごとに心不全入院を繰り返している。

服薬アドヒアランス：処方薬は1日3回内服，PTPシートの状態で調剤されており，同じ敷地内に在住している患者の長男が服薬介助していた。入院時，持参薬の残数を確認すると，朝食後内服薬はほぼ忘れず内服できていたが，昼夕食後薬は服薬忘れが多かった。MMSE点数は30点満点中16点であり，認知機能障害が疑われた。

本症例の服薬アドヒアランスをどう改善するか？（図5）

● 服薬介助のキーパーソンにどの程度服薬介助にかかわれるかを確認しておきましょう。

● 服薬介助者の負担軽減を考慮した処方形態，用法に変更しましょう。

● 服薬のタイミングが指示した用法と多少ずれても許容し，服薬の継続を重視しましょう。

図5 服薬介助を要する患者における工夫

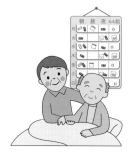
服薬管理の
キーパーソンを設定する

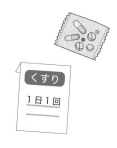
介助者の負担軽減を考慮した
処方形態・用法への変更

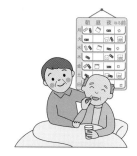
用法と多少時間が異なっても
服薬の継続を優先する

必須知識

■ 服薬介助は長期戦。良好な服薬アドヒアランスを維持するためには，介助者の生活スケジュールを考慮し，できる限り負担軽減を図るべきです！

**ワンポイント
アドバイス**

● MMSE 21点以下の症例では，服薬補助用具を用いても服薬自己管理が不可能な場合が多いため，服薬管理のキーパーソンを早々に設定する必要があります。そして，服薬介助者の生活スケジュールを確認し，それを踏まえた1日服用回数を設定すべきです。家族に服薬管理を委ねれば，良好な服薬アドヒアランスが担保されるように思われがちですが，本症例のように服薬介助者の生活スケジュールを考慮しなければ，結果として服薬アドヒアランス不良に陥ってしまうことがあります。併せて介助者の負担軽減を図るために，処方形態を一包化することも重要です。

症例 6

患者：50歳代，男性。

現病歴：心臓弁膜症に対する手術後の心不全により入院。

服薬アドヒアランス：処方薬はPTPシートで自己管理していた。入院時，持参薬の残数を確認すると，服薬アドヒアランスはおおむね良好であったが，利尿薬のみ残数が大きく異なっていた。認知機能は良好。職業はトラック運転手であり，仕事は日中のみとのことであった。

本症例の服薬アドヒアランスをどう改善するか？（図6）

- 患者の生活スケジュールを考慮した服用方法に変更しましょう。
- 「利尿薬は朝に内服する薬」という固定概念を捨てましょう。
- 患者本人と相談し，良好な服薬アドヒアランスを継続できる方法を検討しましょう。

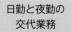 若年患者の生活スケジュールをふまえた服薬管理

トイレにすぐ行けない業務
（運転手など）

日勤と夜勤の
交代業務

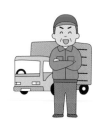

利尿薬は業務終了後内服。服薬は食後にこだわらない

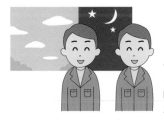

それぞれのシフトにおける服薬時刻を設定しておく

必須知識

- 患者の生活スケジュールに配慮がない処方は，服薬アドヒアランス不良を招きやすいです。

ワンポイントアドバイス

- 若年症例に対し利尿薬を処方する場合は，朝内服しても仕事に支障が生じないかを事前に確認しておく必要があります。もし支障をきたす場合は，患者の生活スケジュールを確認し，服薬可能な時間帯を患者と相談したうえで，用法変更について医師と協議します。

- 心不全治療薬は，一部の薬剤を除いて必ずしも食後に内服する必要はないことから，長期的な服薬アドヒアランスを良好に保つため用法については柔軟に対応すべきです。

- 交代業務に従事する患者にとっては，一般的によく用いられる「朝食後」，「夕食後」の用法が指示された内服薬を，それぞれのシフトの際にいつ内服するかがわかりにくいという問題があります。このため，おおよその服薬時刻を指示もしくは起床後1回目の食事を「朝食後」の扱いとするなど，患者と相談し，取り決めておくとよいでしょう。

■文献

1) Maddox TM, Januzzi Jr JL, Allen LA, et al : 2021 Update to the 2017 ACC Expert Consensus Decision Pathway for Optimization of Heart Failure Treatment: Answers to 10 Pivotal Issues About Heart Failure With Reduced Ejection Fraction : A Report of the American College of Cardiology Solution Set Oversight Committee. J Am Coll Cardiol 77 : 772-810, 2021.
2) 芦川直也：ミニメンタルステート検査（MMSE）に基づいた認知機能評価と服薬管理方法との関連性の検討. 日病薬誌 54：403-408, 2018.

CHECK POINT　Q. 正しいものに○, 誤っているものに×を付けましょう。

☐	1	服薬アドヒアランスとは，患者が服薬の意義を理解したうえで，薬を処方どおりに服用することである。
☐	2	服薬アドヒアランス不良は，死亡および再入院のリスク，心不全症状の増悪と関連する。
☐	3	服薬アドヒアランスと内服薬の1日服用回数には関連性がない。
☐	4	服薬アドヒアランスと処方薬剤数には関連性がない。
☐	5	高齢独居，老老介護の家庭が増加し，服薬管理方法の設定に難渋することは少なくない。
☐	6	心不全治療薬に関する知識不足は，服薬アドヒアランス不良の一因となる。
☐	7	患者の服薬管理方法を設定するうえで，認知機能評価は重要である。
☐	8	心不全治療薬は予後改善効果を期待しており，症状がなくても服薬を継続する。
☐	9	お薬カレンダーなどの服薬補助用具は，服薬アドヒアランス不良を改善させるために有用である。
☐	10	患者，服薬介助者の生活スケジュールを多少犠牲にしてでも，内服薬の用法を遵守するよう教育しなければならない。

（解答はp73参照）

練習問題

Q1
心不全治療薬について<u>誤っている</u>ものをすべて選べ。
a. 心不全治療薬は症状が落ち着いたら，速やかに休薬する。
b. 血圧が低くなったら，降圧効果を有する心不全の標準治療薬は原則的に休薬する。
c. 心不全治療薬に関する知識不足は，服薬アドヒアランス不良を招く一因となる。
d. 心不全治療薬の服薬アドヒアランス不良は，死亡率の増加とは関連がない。

Q2
服薬アドヒアランスについて<u>誤っている</u>ものをすべて選べ。
a. 服薬アドヒアランスとは，患者が服薬の意義を理解したうえで，薬を処方どおりに服用することである。
b. 服用薬剤数は多いほうが，良好な服薬アドヒアランスを維持しやすい。
c. 1日服用回数は少ないほうが，良好な服薬アドヒアランスを維持しやすい。
d. 高齢患者の服薬管理においては，服薬補助用具を使用するよりも，薬袋を用いたほうが良好な服薬アドヒアランスを維持しやすい。

Q3
80歳代，女性。1日2回内服で一包化。自己管理していたが，朝夕食後薬ともに服薬忘れが多かった。ミニメンタルステート検査（MMSE）23点であり，お薬カレンダーを用いて服薬管理を行った。この状況において<u>誤っている</u>ものをすべて選べ。
a. お薬カレンダーを用いる場合，処方形態は一包化よりPTPシートのほうが利便性は高い。
b. お薬カレンダーから内服薬を正確に取り出し服薬できたら，自己配薬も可能か確認する。
c. 自己配薬が不可能な場合は，配薬介助者を設定しておく必要がある。
d. 食後内服薬の場合，退院後はお薬カレンダーを寝室に配置する。

Q4
80歳代，男性。1日3回内服，PTPシートで家族管理していたが服薬忘れは多かった。MMSEは17点。家族は日中出勤し不在。この状況において<u>誤っている</u>ものをすべて選べ。
a. 昼食後薬は患者本人による管理とした。
b. 服薬回数を1日2回に変更できないか，主治医に相談した。
c. 処方形態を一包化に変更した。
d. 服薬介助する時間が，指示された服薬時間より遅れた場合は，休薬するよう説明した。

CHECK POINT解答	1	2	3	4	5	6	7	8	9	10
	○	○	×	×	○	○	○	○	○	×

Q1 解答
a, b, d

[解説]
a：心不全再入院および死亡リスクを低下させるために，心不全治療薬は症状がなくても服薬を継続する必要があります。

b：心不全の標準治療薬であるアンジオテンシン変換酵素（ACE）阻害薬／アンジオテンシンⅡ受容体拮抗薬（ARB）／アンジオテンシン受容体ネプリライシン阻害薬（ARNI），ミネラルコルチコイド受容体拮抗薬（MRA），β遮断薬は，高血圧治療薬としての保険適用を有するため，薬局で患者にわたされるお薬の説明書に「血圧を下げる薬」と記載されています。しかし，単に血圧を下げることが心不全治療薬として期待される効果ではなく，心筋のさらなる機能低下および致死性不整脈の抑制などを目的としているため，単に血圧が低くても原則的に服薬を継続する必要があります。

d：心不全治療薬の服薬アドヒアランス不良は，死亡率の増加とも関連します。

Q2 解答 **b, d**

[解説]
b：服用薬剤数が多くなると，服薬管理に難渋しやすくなるため，結果として服薬アドヒアランスは悪化しやすくなります。そのため，必要度の低い薬剤については，医療者間および患者本人と相談して中止すべきです。

d：服薬補助用具を使用したほうが，薬袋を用いるよりも良好な服薬アドヒアランスを維持しやすいです。

Q3 解答 **a, d**

[解説]
a：お薬カレンダーを用いた服薬管理を行う際，内服薬がPTPシートの状態であると，配薬および取り出しに難渋するため，一包化したほうが利便性は高いです。

d：食事前後の内服であれば，お薬カレンダーは食事を摂る場所に設置すべきです。

Q4 解答 **a, d**

[解説]
a：患者はMMSE点数が17点と低く，認知機能障害が強く疑われ，自己管理による服薬過誤のリスクは非常に高いです。患者自身で服薬過誤なく管理可能という確証が得られていなければ，自己管理とすべきではありません。本症例では，服薬介助者である家族が日中不在であるため，1日服用回数を1回もしくは2回に変更すべきです。

d：服薬介助が必要な症例において，長期的に良好な服薬アドヒアランスを期待するのであれば，多少服薬介助時間がずれても内服することを許容します。もし食後に内服できなかった場合，吸収率への影響が懸念される薬剤が含まれていれば影響を受けにくい薬剤に変更し，低血糖リスクが高い薬剤についてはリスクの低い薬剤に変更しておく必要があります。

4 栄養管理をどう行う？

宮島　功

この項目で押さえたいこと

1 心不全の食事療法の基本は従来減塩を中心とした食事制限でしたが，心不全進展ステージに応じた栄養サポートが大切です。

2 心不全増悪を予防するためには減塩が必要ですが，増悪時には早期栄養・早期離床が優先されます。

3 10年間で日本人の食塩摂取量は減少しており，男性は女性に比べて食塩摂取量が多いです。

4 行動変容ステージモデルに応じた栄養食事指導を実施しましょう。

5 加齢に伴い食事摂取量が低下傾向となり，長期的な体重減少を認める場合は，心臓悪液質を疑います。

患者：80歳代，男性。

心不全の経過：10年前に心筋梗塞にて，当院に入院。その2年後に初めての心不全発症にて入院。その後，心不全の増悪にて8年間で6回の入退院を繰り返している。その際は毎回体重が増加しており，体液貯留が疑われた。味が濃いものが好きで，味噌汁は毎日3回食べ，ついつい漬物や麺類を食べてしまう。医師からは，外来受診時に厳しく減塩について指導されている。

既往歴：心筋梗塞（10年前），高血圧症。

社会的背景：80歳代の妻と二人暮らし。長男が同じ市内に住んでいる。長女は県外。日常生活動作（ADL）は自立，10年前は山登りが趣味であったが，現在では屋内で過ごすことが多くなり，散歩にもほとんどいかなくなった。

身体所見：身長は165cm，10年前は体重が60kg（BMI 22.0kg/m^2）であったが，現在は48kg（BMI 17.6kg/m^2）になった。

心不全進展ステージと栄養サポート

- 心不全の病みの軌跡は，心不全の急性発症期，慢性期，増悪・回復期，終末期に分けることができます（図1）。横軸に時間経過，縦軸を身体活動とすると，時間とともに心不全が進展すると徐々に身体活動が低下していきます。
- 一方，心不全の栄養サポートは従来，「減塩」，「水分制限」，肥満の患者には「減量」を目的とした食事制限が中心でした。
- 心不全発症前の患者には発症予防が重要であり，バランスのよい食事，減塩，過食を控えるなどの指導が効果的です。
- 心不全発症後の慢性期では，「再発・再入院予防」および「合併症の増悪予防」が必要であり，ここでは「減塩」が効果的です。
- 増悪・回復期では，急性期の早期栄養および早期離床が大切です。その後，身体活動の改善のためには，多職種による栄養状態の改善とリハビリテーションによるADLの改善を図りましょう。
- 外科的治療を選択する患者に対しては，周術期栄養や水分・血糖管理を実施し，術後早期からの腸管使用を目指します。

図1 心不全進展ステージと栄養サポート

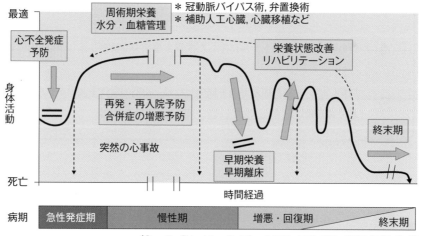

（Goodlin SJ：J Am Coll Cardiol 54：386-396, 2009 を基に作成）

必須知識

減塩・飲水制限だけではない栄養サポート

- これまで，心不全患者の栄養サポートは「減塩」などの食事制限が中心でしたが，心不全の多様な症状や病態に対応するためには重症度，進展ステージに応じた栄養サポートが必要です。

ワンポイントアドバイス

- 「心不全」＝「減塩」と考えるのではなく，まずは患者の食生活を十分に聞き取り，なにが問題なのか，なにから改善すべきかを患者と一緒に考えることが大切です。

「減塩」は心不全増悪による再入院予防のために大切

● 心不全増悪による再入院の原因を調査した結果，3割の患者で「塩分・水分制限の不徹底」が該当しました（図2）。

● 再入院の原因を患者側要因と医学的要因に分けると，患者側要因が多くを占めています。再入院を予防するためには，多職種によるチームでの介入が必要です。

● 「塩分・水分制限の不徹底」に対しては，管理栄養士による入院中の栄養指導や退院後の外来栄養指導による食生活のアドバイスが有効です。

● 「治療薬服用の不徹底」に対しては，薬剤師により服薬アドヒアランスの向上を図ります。病院薬剤師と保険薬局の薬剤師との薬薬連携が重要です。

● 「過労」の原因を調査するとともに，過活動がある場合は適切な活動量や運動療法について理学療法士から指導を行います。

● 「身体的・精神的ストレス」に対しては，第一に患者や家族がなににストレスを感じているのか，困っていることはないかの聞き取りを実施します。看護師や医療ソーシャルワーカーなどにより，生活しやすい環境作りを調整します。

図2 心不全増悪による再入院の原因

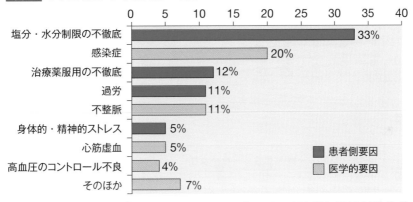

（Tsuchihashi M, et al : Jpn Circ J 64 : 953-959, 2000を基に作成）

必須知識

「医学的要因」の感染症への介入

■ 栄養状態が低下すると免疫力が低下し，感染症に罹りやすくなります。そのため，感染症の予防も栄養サポートの1つと考えることができます。十分な食事と適度な運動により，栄養状態を維持し免疫力を高めることにより，感染症に罹りにくくすることも大切です。

ワンポイントアドバイス

● 心不全増悪にて入院した患者に対して，まず第一に「なぜ，心不全が増悪したか」をアセスメントすることが大切です。

心不全の再発・再入院予防のための食事の基本は「減塩」

- 心不全の再発・再入院予防の基本は「減塩」の徹底です。心不全患者に対して食塩摂取量は「1日6g未満」が推奨されています。

- 塩分摂取過多は，循環血液量の増加，血圧上昇の原因となり心臓の負担となります。患者への減塩指導は，なぜ減塩が必要かを患者に説明することから始めましょう。

- 日本人の食塩摂取量は年々減少傾向ですが，ここ数年は横ばいで推移しています。令和元年の調査では，男性 10.8g，女性 9.1g とやや男性のほうが，食塩摂取量が多くなっています（図3）。

- 一般的に，ラーメンは汁まで飲むと8g程度です。味噌汁は1杯1.5g程度であり，麺類や汁物は塩分が多いことを認識しましょう。

- 梅干しは1個（10g）2.2gであり，塩分量が多い食品を知っておくことも大切です。

- 減塩指導は患者本人だけではなく，同居者や調理者，買い物にいく家族と一緒に行うことがポイントです。家族の協力が必要であることを伝えます。

図3　食塩摂取量の平均値の年次推移

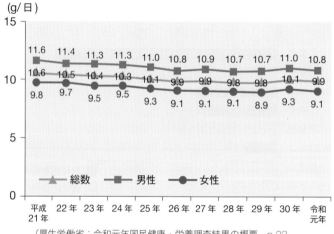

(厚生労働省：令和元年国民健康・栄養調査結果の概要．p.23．
https://www.mhlw.go.jp/content/10900000/000687163.pdfより転載)

本症例を振り返って

- 本症例は，心筋梗塞を発症後，心不全の発症および再発により入退院を繰り返しています。

- 心不全の増悪の原因の1つに塩分摂取過剰が考えられ，その都度，管理栄養士から患者本人と妻に対して減塩指導を行っていました。

ワンポイントアドバイス

- 患者の1日の食事内容の聞き取りが大切です。朝食はなにを食べているか，どんな料理が好きか，間食はあるか，飲酒の頻度と量はどれくらいかなど詳細に聞き取り，塩分摂取過剰があるかどうかを評価します。まずは，食生活の聞き取りから始めます。

行動変容ステージモデルを考慮した減塩指導

- 行動変容ステージモデル（図4）を用いて，食生活の指導をすることが有効です。行動変容を変化させることは容易ではないことを認識しましょう。
- 行動変容ステージは「無関心期」，「関心期」，「準備期」，「実行期」，「維持期」の5つに分けられ，患者がその課題についてどうとらえているかで分けられます。
- 「無関心期」の患者に対しては，行動変容の必要性に意識を向け，「関心期」に移行できるような指導方法を実施しましょう。
- 「準備期」の患者には，行動の弊害を明らかにし達成可能で具体的な目標を立てることで「実行期」に移行しやすくなります。
- 「実行期」では，行動変容が維持できるよう賞賛や自信を高めてもらうような声かけが有効です。

図4 行動変容ステージモデル

無関心期	6カ月以内に行動を変えようと思っていない
関心期	6カ月以内に行動を変えようと思っている
準備期	1カ月以内に行動を変えようと思っている
実行期	行動を変えて6カ月未満である
維持期	行動を変えて6カ月以上である

食生活の指導は"一緒に考える"ことが重要
- 長年の食生活を急に変えることは難しく，他人から強要されて実行しても長続きはしません。そのため，まずなにから変えることができるかを患者と一緒に考え，悩み，答えを出すことが大切です。

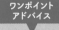

- 患者が行動変容ステージモデルのどこに位置しているか，現状を把握することが最も重要です。

高齢患者の「減塩」は要注意

- 高齢に伴い味覚が低下し，食塩摂取量が多くなる傾向にあります。20〜60歳代にかけて年齢とともに食塩摂取量は増加傾向にあります。
- 5つの基本味「五味」のうち，塩味も感じにくくなり，加齢とともに徐々に味が濃くなる傾向にあるため，十分に注意が必要です。
- 年齢別エネルギー・タンパク質摂取量をみると，食塩摂取量と同様に20〜60歳代は年齢に伴い摂取量が増加する傾向にあります（図5）。
- 70歳以上になるとエネルギー摂取量，タンパク質摂取量ともに著明に減少します。食塩摂取量にも同様の傾向があり，70歳以上では食塩摂取量が低下します（図5）。
- エネルギー，タンパク質，食塩摂取量が70歳以上の高齢者で低下するのは，「食事摂取量」が低下するためと予想できます。
- 高齢患者の食事摂取量の低下の理由はさまざまであり，最も重要な要因は<u>食欲不振</u>があります。特に心不全症状である呼吸苦や倦怠感，腹部膨満などにより食欲不振を呈する患者が多いです。
- 食欲不振を認める患者に対して厳しい減塩を強いることは，さらなる食事摂取量の低下の原因となり，十分に注意が必要です。

図5　年齢別エネルギー・タンパク質摂取量

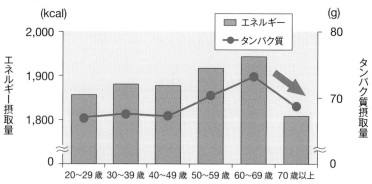

（厚生労働省：平成28年国民健康・栄養調査結果の概要. 2017を基に作成）

必須知識

高齢心不全患者の食欲不振
- 食欲不振の原因は，歯の脱落，口腔内環境の変化，薬の副作用，活動量の低下など多様です。特に心不全症状は，食欲不振の原因となり得るため，慢性的に呼吸苦や倦怠感，活動量の低下を認める場合は，注意が必要です。

ワンポイントアドバイス

- 普段の食事摂取量が少ないかを確認するには，入院中に提供している食事と比べて多いか少ないかを確認するとわかりやすいです。また，病院食の味が薄いと感じる患者は，塩分摂取過剰が疑われます。

心不全患者の体重減少は予後不良

- 心不全患者において，6カ月間で意図しない7.5％の体重減少を呈する病態を<u>心臓悪</u><u>液質</u>（cardiac cachexia）とよび，予後はきわめて不良です（図6）。
- 心不全患者の12〜15％で心臓悪液質を認め，体重減少の原因は，主に食欲不振による食事摂取量の低下からのエネルギー摂取不足です。
- 心臓悪液質を呈する患者は，安静時エネルギー消費量が上昇し，必要エネルギー量が増加するにもかかわらず食欲が低下しているため，さらに体重減少が助長されます。
- 心臓悪液質の体重減少の特徴は，筋肉の萎縮と脂肪の減少です。
- 心臓悪液質を認めた患者に対して，1日600kcal，タンパク質20gの栄養補助食品を付加することで，体重増加およびQOLの改善を認めました。
- 食欲不振や体重減少を早期発見することが第一であり，食事摂取量の低下により体重が減少している場合は，十分なエネルギー摂取が優先されます。

図6　心不全患者の体重減少と予後

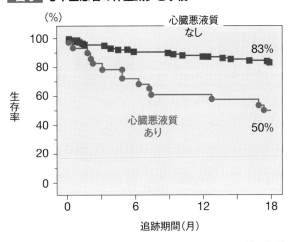

（Anker SD, et al : Chest 115 : 836-847, 1999 を基に作成）

本症例を振り返って

- 本症例は，10年前の体重が60kg（BMI 22.0kg/m^2）でしたが，現在は48kg（17.6kg/m^2）と著明な減少を認めています。BMI 18.5kg/m^{2}未満は痩せであり，心不全患者の痩せの患者は予後不良です。食事摂取量が不足していたことが予想されます。

ワンポイント
アドバイス

- 高齢者では，食事摂取量が徐々に低下しても「年のせい」と考え，本人や家族が問題視せず食欲不振の発見が遅れることがあります。

身体構成成分をとらえることが大切

● 身体は「水分」，「骨格筋」，「脂肪」の主に3つの**身体構成成分**で考えることができます。そのほか，骨格筋以外の筋肉，臓器や皮膚，爪などがあります。

● 特に心不全患者の体重変動（増加，減少）を評価する場合，どの身体構成成分が変動したかをとらえることが重要です（図7）。

●「短期的な体重増加」は主に体液貯留が考えられ，息切れや浮腫，頸静脈怒張などの心不全症状の有無も含めて評価することが大切です。

●「長期的な意図しない体重減少」は主に骨格筋や脂肪が考えられ，心臓悪液質の状態であるため，食欲不振や食事摂取量の低下があるかを評価します。

● 単に体重が増えた，減ったと画一的に評価するのではなく，心不全症状や食事摂取量の変化も併せて**包括的に評価**することで，適切な体重変動の評価ができます。

図7 身体構成成分の変動

全体重のうち重要なのは，骨格筋と脂肪を除いた除脂肪体重の考え方である。

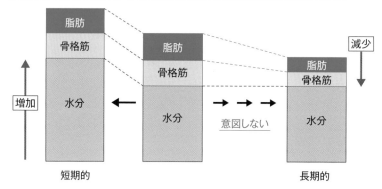

本症例を振り返って

● 本症例は，8年間で6回心不全の増悪による入退院を繰り返しており，毎回体重増加を認めています。短期的な体重増加は体液貯留が疑われ，10年間の長期的な体重増加は骨格筋や脂肪の減少が疑われます。長期的な体重増加は外来や入院時の聞き取りにより早期発見することが大切です。

**ワンポイント
アドバイス**

● 身体構成成分は，体脂肪率を測定することで評価できます。体脂肪率計がなくとも，体重の変動とともに息切れや浮腫の有無，食欲不振の有無などの聞き取りを行うことで正確に評価することができます。

年齢別栄養サポートのシフトチェンジを考える

● 年齢によって，栄養サポートが実施すべき問題点が異なります（図8）。65歳未満の比較的若い患者では，過食，塩分過剰などの<u>生活習慣予防</u>が必要です。

● 75歳以上の高齢患者では，低栄養や体重減少などの<u>フレイル予防</u>が必要となります。今，患者がどの問題点に直面しているかを評価することが大切です。

● 「心不全＝減塩」と画一的な食事療法を実施することで，低栄養・体重減少を認める患者がさらに低栄養が進行するリスクがあります。

● 今，患者にとってなにが問題なのかを評価することが大切です。その評価をより正確にするためには，多くの情報が必要である患者や家族から聞き取りを実施します。

● 栄養サポートのシフトチェンジは，病態や状態を十分加味したうえで，他職種とともに協議し，共有することでよりよい心不全療養につなげることができます。

図8　年齢別栄養サポートのシフトチェンジ

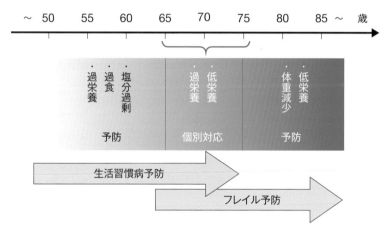

（葛谷雅文：医事新報 4797：41-47，2016より転載）

本症例を振り返って

● 本症例は，まさに栄養サポートのシフトチェンジがうまくいかず，歳を増して体重が減少している時期でも厳しい減塩を実施していました。患者の食生活や活動量，食欲不振の有無を聞き取り評価することで，栄養サポートのシフトチェンジを実施することが大切です。

ワンポイントアドバイス

● 特に高齢患者では，食欲不振を呈する患者が多く，常に食事が摂れているかを評価することが大切です。従来，減塩，水分制限，減量などの制限食の食事療法が中心であったため，われわれ医療従事者の思考の変化も重要です。

CHECK POINT

Q. 正しいものに○，誤っているものに×を付けましょう。

☐	1	心不全の食事療法は従来，減塩，飲水制限などの制限が主であった。
☐	2	心不全の増悪時は可能な限り早期栄養・早期離床を図る。
☐	3	塩分・水分制限の不徹底により心不全が増悪することはない。
☐	4	身体的・精神的ストレスは，心不全増悪と関係しない。
☐	5	10年前に比べて日本人の食塩摂取量は増加している。
☐	6	男性は女性と比較し，食塩摂取量が多い。
☐	7	行動変容ステージモデルでの無関心期には，賞賛や自信をつける声かけが有効である。
☐	8	70歳以上は若い年代に比べ，エネルギー・タンパク質摂取量が低下する。
☐	9	心臓悪液質は予後不良である。
☐	10	短期的な体重増加はまず体液貯留を疑い，心不全増悪を考慮する。

（解答はp85参照）

練 習 問 題

Q1

心不全進展ステージと栄養サポートについて正しいものはどれか。**1つ選べ。**
a. 心不全進展ステージにかかわらず，減塩は絶対的に必要である。
b. 慢性期では塩分摂取を促すような指導を実施する。
c. 心不全進展ステージに応じた栄養サポートが求められる。
d. 心不全増悪時はすべての患者に安静が必要である。

Q2

食塩摂取量について正しいものはどれか。**1つ選べ。**
a. 食塩摂取量は，男性に比べ女性のほうが多い。
b. 食塩摂取量はここ数年横ばいで推移している。
c. 食塩摂取量は心不全増悪と関係しない。
d. 日本心不全学会が推奨する食塩摂取量は，1日8g未満である。

Q3

行動変容ステージモデルについて正しいものはどれか。**1つ選べ。**
a.「無関心期」には減塩醤油の購入を勧める。
b.「準備期」には賞賛の声かけが有効である。
c. ここ数週間で毎日の体重測定を始めた患者は「実行期」に当たる。
d.「維持期」に移行すれば，医療従事者のサポートは不要である。

Q4

心不全患者の体重・身体構成成分について<u>誤っている</u>ものはどれか。**1つ選べ。**
a. 心不全患者の体重減少は予後不良である。
b.「短期的な体重減少」を認めた場合，十分な食事摂取を促す。
c.「長期的な意図しない体重減少」を認めた場合，骨格筋や脂肪の減少を疑う。
d. エネルギー摂取不足による体重減少の場合は，栄養補助食品の付加が有効である。

Q5

栄養サポートのシフトチェンジについて正しいものはどれか。**1つ選べ。**
a. 高齢患者であっても，必ず減塩を継続する必要がある。
b. 低栄養・体重減少は改善することはない。
c. 若年者の生活習慣病予防には，減塩や減量などが有効であることが多い。
d. 栄養サポートのシフトチェンジのタイミングは，管理栄養士のみで決定する。

| CHECK POINT解答 | 1 | ○ | 2 | ○ | 3 | × | 4 | × | 5 | × | 6 | ○ | 7 | × | 8 | ○ | 9 | ○ | 10 | ○ |

Q1 解答 **c**

[解説]
心不全進展ステージに応じた栄養サポートが必要であり，患者がどのステージに当たるか評価したうえで栄養サポートを実施することが大切です。慢性期では，心不全の再発・再入院予防のため減塩指導が必要ですが，画一的な減塩は有効ではありません。また心不全増悪時には，可能であれば早期離床が望まれます。

Q2 解答 **b**

[解説]
国民健康・栄養調査によると食塩摂取量の平均値は，毎年女性に比べ男性のほうが多いです。また，10年前に比べ緩やかに減少傾向でありますが，ここ数年は横ばいで推移しています。食摂取過剰は血圧上昇，循環血液量の増加の要因となり，心不全増悪の原因となります。日本心不全学会では，食塩摂取量を1日6g未満にするよう推奨しています。

Q3 解答 **c**

[解説]
無関心期の患者には，減塩醤油などの具体的な方法ではなく，まず減塩の必要性を伝えることが有効です。準備期には，賞賛ではなく具体的な目標を伝えることが有効です。体重測定を開始した患者は実行期です。維持期であっても，継続するためのサポートは必要です。

Q4 解答 **b**

[解説]
「短期的な体重変動」は体液量の変動が予想されます。そのため，「短期的な体重減少」は尿量の増加など体液の減少が考えられ，食事摂取が必要とは限りません。

Q5 解答 **c**

[解説]
減塩は心不全増悪の要因となり得ますが，画一的な指導は有効ではなく，患者に応じた検討が必要です。特に高齢者の減塩は慎重に進めます。しかし高齢者でも十分な食事摂取量が維持できている患者では，減塩が適切な場合もあり得ます。低栄養・体重減少は早期に発見し，適切な介入により改善することが望まれます。若年者では生活習慣病予防に減塩や減量が有効です。栄養サポートのシフトチェンジのタイミングは，多職種で検討することが望ましいです。

5 運動療法をどう行う？

齊藤正和

この項目で押さえたいこと

1 運動療法の適応と禁忌を確認し，リスク分類に応じた運動療法を実施します。

2 安全で効果的な運動療法を実施するために，運動耐容能評価に応じた運動処方を行います。

3 運動療法は個々の状況に応じた運動処方に基づいて実施されるため，必ずしも画一的なものではありません。

4 運動療法は，有酸素運動とレジスタンストレーニングの併用療法が用いられます。

症例

患　者：70歳代，男性，無職。介護保険なし。

家族構成：妻と二人暮らし。

心不全の病態：

　[基礎疾患] 陳旧性心筋梗塞。

　[併存疾患] 高血圧症，慢性腎臓病，脳梗塞後（後遺症なし）。

　[現病歴] 10年前に心筋梗塞を発症。1年前に心不全入院加療歴あり。3カ月前の心不全入院に続き，心不全加療目的に入院となり，自宅退院後，家族の送迎により外来心臓リハビリテーション参加となる。退院時の6分間歩行試験は，前回退院時と比較して22m低下しており，疲労感や倦怠感も増加傾向。

心機能評価：心不全ステージC，NYHA心機能分類 Ⅲ度，左室駆出率 40%，脳性ナトリウム利尿ペプチド（BNP）3,395pg/dL。

運動耐容能：最高酸素摂取量（peak $\dot{V}O_2$）11.55mL/kg/分（3.3メッツ）。嫌気性代謝閾値（AT）8.28mL/kg/分（2.4メッツ）。

身体機能：筋力低下（握力：右24kg/左23kg），歩行速度低下（快適歩行速度：0.88m/秒）。

運動・身体活動：運動習慣なし，自宅内での身体活動が中心。

服薬管理：アドヒアランス不良。

栄養管理：食思良好，塩分摂取量多め。

心不全管理と受診行動：呼吸困難が我慢できなくなるまで受診しない。

心不全患者の運動療法をどう進める？

- 運動療法を実施する際には，心不全の病期や重症度，基礎疾患，心不全症状の有無や重症度，心不全の治療内容や方針に関する情報収集を行います。
- 心不全および併存疾患の疾病管理状況を多角的にアセスメントします。
- 心不全に関する情報収集，心不全および併存疾患の疾病管理状況から運動療法の適応と禁忌を判断します（表1）[1]。
- 運動療法のリスクを分類し（表2）[1]，運動療法の監視体制や心電図，血圧モニタリング方法を検討します。
- 心不全の疾病管理状況，運動耐容能を含めた身体機能評価に応じた運動処方を実施します。
- 運動療法の目的を明確にして運動処方を実施し，定期的に運動処方を改訂・修正します。
- 本症例は運動療法の禁忌には該当しませんが，リスク分類クラスCに該当するため，運動療法は監視下で実施し，安全性が確立されるまで心電図と血圧モニタリングを実施します。

必須知識　重症心不全患者の運動療法
- 血行動態が保持され心拍数が安定している心房細動や心房粗動，補助人工心臓，ペースメーカおよび植込み型除細動器装着自体は，運動療法の禁忌とはなりません。

表1　心不全患者で運動療法が禁忌となる病態・症状

絶対禁忌
1．過去3日以内における自覚症状の増悪
2．不安定狭心症または閾値の低い心筋虚血
3．手術適応のある重症弁膜症，特に症候性大動脈弁狭窄症
4．重症の左室流出路狭窄
5．血行動態異常の原因となるコントロール不良の不整脈（心室細動，持続性心室頻拍）
6．活動性の心筋炎，心膜炎，心内膜炎
7．急性全身性疾患または発熱
8．運動療法が禁忌となるそのほかの疾患（急性大動脈解離，中等度以上の大動脈瘤，重症高血圧，血栓性静脈炎，2週間以内の塞栓症，重篤な他臓器障害など）

相対禁忌
1．NYHA心機能分類Ⅳ
2．過去1週間以内における自覚症状増悪や体重の2kg以上の増加
3．中等症の左室流出路狭窄
4．血行動態が保持された心拍数コントロール不良の頻脈性または徐脈性不整脈（非持続性心室頻拍，頻脈性心房細動，頻脈性心房粗動など）
5．高度房室ブロック
6．運動による自覚症状の悪化（疲労，めまい，発汗多量，呼吸困難など）

注）ここに示す「運動療法」とは，運動耐容能改善や筋力改善を目的として十分な運動強度を負荷した有酸素運動やレジスタンストレーニングを指す。
（Izawa H, et al : Circ J 83 : 2394-2398, 2019より作表）
（日本循環器学会/日本心臓リハビリテーション学会合同ガイドライン：2021年改訂版心血管疾患におけるリハビリテーションに関するガイドライン．2021．https://www.j-circ.or.jp/cms/wp-content/uploads/2021/03/JCS2021_Makita.pdf〔2023年1月閲覧〕より許諾を得て転載）

表2 運動療法のリスク分類

クラスA（外見上は健康な人）	
対象者	このクラスには，以下が含まれる A-1：小児，青年，男性＜45歳，症状のない，または心臓病がない，または主要冠動脈危険因子がない閉経前の女性 A-2：男性≧45歳，閉経後の女性で心臓病の症状や存在がない，もしくは2つ未満の主要冠動脈危険因子がある A-3：男性≧45歳，閉経後の女性で心臓病の症状や存在がない，もしくは2つ以上の主要冠動脈危険因子がある ※クラスA-2，特にクラスA-3に分類される人は，激しい運動をする前に健康診断を受け，場合によっては医学的に管理された運動負荷試験を受けることが推奨される
活動のガイドライン	基本指針以外は制限なし
監視の必要性	不要
心電図と血圧モニタリング	不要
クラスB（激しい運動による合併症のリスクは低い安定した心血管疾患があるが，外見上は健康な人に比べてわずかに大きいリスクがある）	
対象者	このクラスには，以下の診断のいずれかに該当する個人が含まれる 1.　冠動脈疾患（心筋梗塞，冠動脈バイパスグラフト，経皮的冠動脈インターベンション，狭心症，運動負荷検査異常，および冠動脈造影異常）：病状が安定しており，以下の臨床的特徴を有する患者を含む 2.　弁膜症性心疾患（重度の狭窄症または逆流症を除く）で，以下のような臨床的特徴を有するもの 3.　先天性心疾患：先天性心疾患患者のリスク層別化は，第27回ベセスダ会議勧告に従う 4.　心筋症：LVEFが30%以下。以下に示すような臨床的特徴を有する安定した心不全患者を含む。肥大型心筋症または最近の心筋炎は除く 5.　クラスCに概説されている高リスク基準のいずれにも該当しない運動負荷検査異常
臨床的特徴	（以下のすべてを含む必要がある） 1.　NYHA心機能分類ⅠまたはⅡ 2.　運動能力＞6MET 3.　心不全がない 4.　安静時または6MET以下の運動負荷試験で心筋虚血または狭心症を認めない 5.　運動時に収縮期血圧の適切な上昇を認める 6.　安静時または運動時の持続性心室頻拍または非持続性心室頻拍を認めない 7.　活動の強度を自己監視する十分な能力
活動のガイドライン	主治医の承認と資格を持った人による運動処方で，活動は個別化されるべきである
監視の必要性	・医学的な監視は運動処方初期のセッションで効果的である ・運動処方初期以外のセッションでは，適切なトレーニングを受けた医療従事者以外の者による監督が必要 ・医療従事者は，高度心臓救命処置（ACLS）のトレーニングを受け，認定されている必要がある ・医療従事者以外の者は，基本的なライフサポート（心肺蘇生法を含む）のトレーニングを受け，認定を受けていなければならない
心電図と血圧モニタリング	運動処方初期のトレーニング中に有用
クラスC＊（運動中の心疾患のリスクが中等度から高度，活動の自己管理ができない，推奨される活動レベルを理解できない）	
対象者	このクラスには，以下の診断のいずれかに該当する個人が含まれる 1.　以下の臨床的特徴を有する冠動脈疾患 2.　以下のような臨床的特徴を有する重度の狭窄または逆流を除く弁膜症性心疾患 3.　先天性心疾患：第27回ベセスダ会議の勧告に従って，先天性心疾患患者のリスク層別化を行うべき 4.　心筋症：LVEFが30%以下。以下に示すような臨床的特徴を有するが，肥大型心筋症または最近の心筋炎ではない心不全を有する安定した患者を含む 5.　コントロールが不十分な複雑な心室不整脈

（p90に続く）

表2 運動療法のリスク分類（続き）

臨床的特徴	（以下のいずれか） 1. NYHA 心機能分類 ⅢまたはⅣ 2. 運動負荷検査の結果 3. 運動耐容能＜ 6MET 4. ＜ 6MET の運動強度で狭心症または虚血性 ST 低下 5. 運動中の収縮期血圧が安静時より低下 6. 運動時の非持続性心室頻拍 7. 以前に心停止のエピソードがある（すなわち，急性心筋梗塞の最中や心臓手術中に心停止は起こらなかったが） 8. 生命を脅かす可能性があると医師が考えている医学的な問題がある
活動のガイドライン	主治医の承認と資格を持った人による運動処方で，活動は個別化されるべきである
監視の必要性	安全性が確立されるまで，すべてのセッションで，医学的な監視を行う
心電図と血圧モニタリング	安全性が確立されるまで，運動セッション中は継続的に行う
クラス D[**] （活動制限のある不安定な疾患）	
対象者	この分類には，次のいずれかに該当する個人が含まれる 1. 不安定な冠動脈疾患 2. 重症で症状のある弁膜症性心疾患 3. 先天性心疾患。先天性心疾患患者におけるエクササイズコンディショニングを禁止するリスクの基準は，第 27 回ベセスダ会議の勧告に従うべきである 4. 代償されていない心不全 5. コントロールされていない不整脈 6. 運動によって悪化する可能性のあるそのほかの病状
活動のガイドライン	コンディショニングを目的とした活動は推奨されない 注意は，患者の治療とクラス C 以上に回復させることに向けられるべきである 日常生活動作は，患者の主治医による個別の評価に基づいて処方されなければならない

＊：監督下での一連の運動セッションを正常に終了したクラスCの患者は，所定の強度での運動の安全性が，適切な医療従事者によって十分に確認されていることと，患者が自己監視能力を実証することを条件に，クラスBに再分類することができる。
＊＊：コンディショニングを目的とした運動は薦められない。
（Fletcher GF, et al : Circulation 128 : 873-934, 2013 より作表）
（日本循環器学会/日本心臓リハビリテーション学会合同ガイドライン：2021年改訂版 心血管疾患におけるリハビリテーションに関するガイドライン. 2021 . https://www.j-circ.or.jp/cms/wp-content/uploads/2021/03/JCS2021_Makita.pdf（2023年1月閲覧）より許諾を得て転載）

心不全患者の運動耐容能評価はなんのために，どのように行う？

- 運動耐容能の低下は，心不全患者に共通する病態の1つです。
- 運動耐容能評価の目的は，心不全の重症度評価，侵襲的治療のリスク評価，生命予後の推定，復職や日常生活の許容範囲の判断など多岐にわたります。
- 安全かつ効果的な運動処方を実施するため，運動負荷試験による運動耐容能評価を行います。
- 運動負荷試験を実施する際には，運動負荷試験の適応と禁忌を確認します（表3）[1]。
- 運動耐容能の最も客観的な指標は，最大運動時の最高酸素摂取量（peak $\dot{V}O_2$）です。
- peak $\dot{V}O_2$ は，呼気ガス分析装置を使用して実施される症候限界性多段階漸増負荷法による心肺運動負荷試験（CPX）により評価できます。
- 有気的代謝に無気的代謝が加わる直前の酸素摂取量を嫌気性代謝閾値（AT）とよび，ATに準じて心不全患者の運動許容範囲が設定できます。
- 6分間歩行試験は，CPXとは異なり，特別な設備が必要ない運動耐容能評価法です。

表3 運動負荷試験が禁忌となる疾患・病態

絶対的禁忌	相対的禁忌
1. 2日以内の急性心筋梗塞	1. 左主幹部の狭窄
2. 内科治療により安定していない不安定狭心症	2. 中等度の狭窄性弁膜症
3. 自覚症状または血行動態異常の原因となるコントロール不良の不整脈	3. 電解質異常
	4. 重症高血圧*
4. 症候性の重症大動脈弁狭窄症	5. 頻脈性不整脈または徐脈性不整脈
5. コントロール不良の症候性心不全	6. 肥大型心筋症またはそのほかの流出路狭窄
6. 急性の肺塞栓または肺梗塞	7. 運動負荷が十分行えないような精神的または身体的障害
7. 急性の心筋炎または心膜炎	
8. 急性大動脈解離	8. 高度房室ブロック
9. 意思疎通の行えない精神疾患	

＊：原則として収縮期血圧＞200mmHg，または拡張期血圧＞110mmHg，あるいはその両方とすることが推奨されている。
（日本循環器学会／日本心臓リハビリテーション学会合同ガイドライン：2021年改訂版心血管疾患におけるリハビリテーションに関するガイドライン．2021．https://www.j-circ.or.jp/cms/wp-content/uploads/2021/03/JCS2021_Makita.pdf（2023年1月閲覧）より許諾を得て転載）

原則30mの歩行路を使用し，最大努力による6分間での歩行距離を運動耐容能の指標とする運動負荷試験です。

- 本症例では，繰り返す心不全入院および入院加療に伴い，運動耐容能および身体機能が低下（入院関連機能低下）したと推測されます（図1）。
- Peak $\dot{V}O_2$ 3.3メッツと運動耐容能が著明に低下しており，日常生活動作レベルでも身体的負担となる可能性が考えられます。

図1 繰り返す心不全入院および心不全加療に伴う身体機能低下（入院関連機能低下）

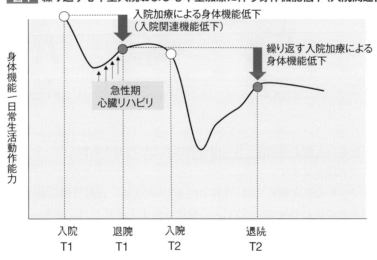

ワンポイントアドバイス

運動耐容能の評価

- 合併症，低体力，低心機能などで症候限界性運動負荷試験の実施が困難な場合は，6分間歩行試験が実施可能であれば，6分間歩行試験を用いて運動耐容能を評価します[3]。

心不全患者の運動処方はどう進める？

- 個々の状態に応じて運動の種類，運動強度，運動時間，運動の頻度や反復回数などを決定することを運動処方とよびます。
- 心不全患者に対する運動処方は，個々の心不全患者の医学的管理状況，運動耐容能を含む身体機能，精神心理的状態に応じて決定されるため，必ずしも画一的なものとはなりません。
- 心不全患者に対する運動療法は，毎回，心不全管理状況や体調などに応じて，運動処方を微調整しながら実施します。

1．有酸素運動の運動処方

- 有酸素運動は，主にウォーキング，自転車エルゴメータ，トレッドミルを用いて実施されます（図2）。

図2　有酸素運動の運動様式

ウォーキング

自転車
エルゴメータ

トレッドミル
歩行

軽い
エアロビクス

- 心不全患者の有酸素運動は，5～10分程度の短い時間から開始し，徐々に目標の運動時間まで漸増させます。
- 安定している心不全患者では，1日20～60分程度まで運動時間を漸増します。
- 有酸素運動の運動頻度は，NYHA心機能分類Ⅰ・Ⅱ度では，週5回まで徐々に漸増し，NYHA心機能分類Ⅲ・Ⅳ度では，週3回程度が好ましいです。
- 有酸素運動は，CPXにより決定されるATレベルの心拍数を目安に実施することが推奨されています。
- 心拍予備能から運動強度を決定する方法としてカルボーネン（Karvonen）法があり，心不全患者ではn=0.3～0.5程度の低強度から実施します[1]。
- 心房細動やペースメーカ植込み術後の心不全患者では，心拍数による運動強度の決定が困難なため，自覚的運動強度（ボルグ〔Brog〕指数）の11（楽である）～13（ややつらい）のレベルで実施します。

- 本症例は，低負荷かつ短時間の有酸素運動から開始し，段階的に運動許容範囲を示唆するATレベル（2.4メッツ）の運動強度まで漸増します。

2．レジスタンストレーニングの運動処方

- レジスタンストレーニングは，主にゴムバンド，重錘やダンベル，フリーウェイト，ウェイトマシン，自重負荷などを用いて実施されます（図3）。

図3 レジスタンストレーニングの運動様式

  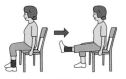

ウエイトマシン　　　ゴムバンド　　　　　重錘　　　　　フリーウエイト　　　自重負荷

- レジスタンストレーニングの頻度は，週2〜3回，隔日で実施することが推奨されています。
- <u>レジスタンストレーニングでは，1回反復できる最大重量（1RM）を求める最大負荷試験を実施し，相対的割合で運動強度を決定します。</u>
- 上肢は下肢と比較して骨格筋量が少ないことに加えて，血行動態への影響が大きいため，下肢（1RMの50〜70％）よりも上肢（1RMの40〜60％）では，運動強度を漸減して実施します。
- レジスタンストレーニングの目的に応じて，自覚的運動強度（ボルグ指数）を目安に運動強度，反復回数ならびにセット数を調整します。
- ウエイトマシンのように運動強度を定量化できないゴムバンドや自重負荷でのレジスタンストレーニングは，自覚的運動強度（ボルグ指数）を目安に反復回数やセット数を決定することが推奨されています。
- レジスタンストレーニングに伴う過度な血圧上昇を伴うバルサルバ効果を回避するため，息堪えをしないように息を吐く，声を出すなど呼吸法の指導をします。
- 本症例では，ウエイトマシンを使用する場合，高齢かつ重症心不全であるため，1RMに基づく運動処方ではなく，自覚的運動強度（ボルグ指数）11（楽である）〜13（ややつらい）を目安に低負荷強度からレジスタンストレーニングを開始し，まずはセット数，次に運動強度を漸増し，段階的に運動量を漸増させます。
- 本症例では自宅でも実施可能な椅子からの立ち座り運動，壁を使った踵挙げ運動（カーフレイズ）をはじめとする自重負荷でのレジスタンストレーニングも併用します。

必須知識

ATレベルを基準とした運動療法

- ■ ATレベルでの有酸素運動は，運動に対する心収縮応答が保たれ，アシドーシスが起こらず，血中カテコラミンの著明な増加がないことから，安全に持続的運動が可能な運動強度として推奨されています。

植込み型除細動器（ICD）装着患者の運動療法

- 致死性不整脈やICD放電ショックへの不安や抑うつにより身体活動が低下していることがあるため，心理的サポートを行いながら運動療法を実施することが重要です。

心不全患者の運動療法はどう進める？

- 運動療法を実施する際には，運動療法前，運動療法実施中および運動療法終了後の心不全増悪徴候のアセスメントを行います（表4）[2]。
- 運動療法前のアセスメントで心不全増悪徴候を認める場合は，医師に相談し，心不全管理の安定化を優先すべきです[1, 3]。

表4 **心不全の外来心臓リハビリテーションにおけるチェック項目と心不全増悪または負荷量過大の兆候**

チェック項目		心不全増悪 / 負荷量過大の徴候
運動開始前	自覚症状	倦怠感持続，前日の疲労感の残存
	体重	体重増加傾向（1週間で2kg以上の増加）
	心拍数	安静時心拍数高値（100拍/分以上），前週に比べ10拍/分以上の上昇
	血圧	前週に比べ収縮期血圧20mmHg以上の上昇または下降
	心電図モニター	不整脈（発作性心房細動，完全房室ブロック，心室期外収縮頻発，心室頻拍），ST異常・左脚ブロックの新規出現
	血中BNP	前回よりも100pg/mL以上の上昇（月1回測定）
運動実施中	自覚症状	運動中のボルグ指数14以上，または同一負荷量におけるボルグ指数が前週に比べ2以上上昇
		呼吸症状（息切れ，呼吸困難），狭心症状（胸部圧迫感，胸痛），低心拍出徴候（めまい，倦怠感），整形外科的症状（筋肉痛，関節痛）
	心拍数	運動中心拍数高値（130拍/分以上），または同一負荷量における心拍数が前週に比べ10拍/分以上上昇
	血圧	運動中の収縮期血圧が前週に比べ20mmHg以上の上昇または下降
	心電図モニター	不整脈（発作性心房細動，完全房室ブロック，心室期外収縮頻発，心室頻拍），ST異常・左脚ブロックの新規出現
	呼吸・SpO_2モニター	運動中の呼吸数過多，SpO_2低下（90%未満）
運動終了後	自覚症状	運動終了後も自覚症状が残存
	心電図モニター	運動終了後の安静時に不整脈（発作性心房細動，心室期外収縮頻発，心室頻拍）
	運動耐容能	前回に比べて運動耐容能（最高酸素摂取量，6分間歩行距離）の低下，換気効率（$\dot{V}E/\dot{V}CO_2$ slope）の悪化

（日本循環器学会/日本心不全学会合同ガイドライン：急性・慢性心不全診療ガイドライン（2017年改訂版）．2018．https://www.j-circ.or.jp/cms/wp-content/uploads/2017/06/JCS2017_tsutsui_h.pdf〔2023年1月閲覧〕より許諾を得て転載）

● 運動療法実施中に運動療法の中止基準に該当した場合（表5）[1]，運動療法をただちに中断し，医療機関内であれば医師に報告またはスタットコールを行い，自宅内であれば救急車を要請します。

表5 運動療法実施中の中止基準

絶対的中止基準
・患者が運動の中止を希望
・運動中の危険な症状を察知できないと判断される場合や意識状態の悪化
・心停止，高度徐脈，致死的不整脈（心室頻拍・心室細動）の出現またはそれらを否定できない場合
・バイタルサインの急激な悪化や自覚症状の出現（強い胸痛・腹痛・背部痛，てんかん発作，意識消失，血圧低下，強い関節痛・筋肉痛など）を認める
・心電図上，Q 波のない誘導に 1mm 以上の ST 上昇を認める（aV$_R$，aV$_L$，V$_1$ 誘導以外）
・事故（転倒・転落，打撲・外傷，機器の故障など）が発生

相対的中止基準
・同一運動強度または運動強度を弱めても胸部自覚症状やその他の症状（低血糖発作，不整脈，めまい，頭痛，下肢痛，強い疲労感，気分不良，関節痛や筋肉痛など）が悪化
・経皮的動脈血酸素飽和度が 90％未満へ低下または安静時から 5％以上の低下
・心電図上，新たな不整脈の出現や 1mm 以上の ST 低下
・血圧の低下（収縮期血圧 < 80mmHg）や上昇（収縮期血圧 ≧ 250mmHg，拡張期血圧 ≧ 115mmHg）
・徐脈の出現（心拍数 ≦ 40/ 分）
・運動中の指示を守れない，転倒の危険性が生じるなど運動療法継続が困難と判断される場合

（日本循環器学会/日本心臓リハビリテーション学会合同ガイドライン：2021 年改訂版心血管疾患におけるリハビリテーションに関するガイドライン．2021．https://www.j-circ.or.jp/cms/wp-content/uploads/2021/03/JCS2021_Makita.pdf（2023年1月閲覧）より許諾を得て転載）

● 運動療法中に運動負荷量が過大であることを示唆する下記の徴候がある場合[1, 2]，運動療法を中止または医師に相談し，運動処方の下方修正を行います。

> ・体液量貯留を疑う3日間（ただちに対応）および7日間（監視強化）で2kg以上の体重増加
> ・運動強度の漸増にもかかわらず収縮期血圧が20mmHg以上低下し，末梢冷感などの末梢循環不良の症状や徴候を伴う
> ・同一運動強度での胸部自覚症状の増悪
> ・同一運動強度での10/分以上の心拍数上昇または2段階以上のボルグ指数の上昇
> ・経皮的動脈血酸素飽和度が90％未満へ低下，または安静時から5％以上の低下

● 心不全患者に対する運動プログラムは，ウォームアップ，有酸素運動やレジスタンストレーニングなどの主運動ならびにクールダウンから構成されます。

● 食事直後に運動療法を実施すると食べ物の消化や吸収のための腸管の血液需要が増加するため，食後2時間程度経過してから実施することが推奨されています。

● 屋外でウォーキングなどの運動療法を実施する際には，気温や湿度などの環境条件に注意を払い，運動時間，服装，運動する場所に配慮する必要があります。

● 本症例では，筋力低下が運動耐容能低下の一要因となっていることが考えられるため，有酸素運動に加えて，筋力強化，筋持久力強化を目的としたレジスタンストレーニングの併用療法が重要です。

● 本症例では，心不全管理が不徹底のため，運動療法を開始する前に体重増加，下腿浮腫，安静時や労作時呼吸困難感などの心不全徴候がないことを確認し，運動療法を開始します。

必須知識

心不全増悪を示唆する指標のアセスメント

■ 体重，自覚症状（呼吸困難，疲労感など）およびBNPまたはN末端プロ脳性（B型）ナトリウム利尿ペプチド（NT-proBNP）など，心不全増悪を示唆する指標の変化に留意することが重要です。

ワンポイントアドバイス

● フレイル，サルコペニアを呈する高齢心不全患者など，運動耐容能や筋力低下により持続的な有酸素運動を実施することが困難な場合は，有酸素運動よりもレジスタンストレーニングの重要性が高くなります。

■**文献**

1）日本循環器学会 / 日本心臓リハビリテーション学会合同ガイドライン：2021 年改訂版心血管疾患におけるリハビリテーションに関するガイドライン．2021．
　https://www.j-circ.or.jp/cms/wp-content/uploads/2021/03/JCS2021_Makita.pdf〔2023 年 1 月閲覧〕
2）日本循環器学会 / 日本心不全学会合同ガイドライン：急性・慢性心不全診療ガイドライン（2017 年改訂版）．2018．
　https://www.j-circ.or.jp/cms/wp-content/uploads/2017/06/JCS2017_tsutsui_h.pdf〔2023 年 1 月閲覧〕
3）日本心臓リハビリテーション学会：心不全の心臓リハビリテーション標準プログラム（2017 年版）．2017．
　https://www.jacr.jp/cms/wp-content/uploads/2015/04/shinfuzen2017_2.pdf〔2023 年 1 月閲覧〕

CHECK POINT Q. 正しいものに○，誤っているものに×を付けましょう。

☐	1	心不全患者に運動療法を実施する際には，運動療法の適応と禁忌の確認を行う。
☐	2	NYHA心機能分類Ⅲ・Ⅳ度の心不全患者は，運動療法のリスク分類クラスBである。
☐	3	心不全患者の運動耐容能評価の目的は，重症度評価，生命予後推定など多岐にわたる。
☐	4	運動耐容能の最も客観的指標は，最大運動時の最高酸素摂取量である。
☐	5	6分間歩行試験は，快適歩行速度で6分間に歩行した距離を評価する運動負荷試験である。
☐	6	心不全患者の運動療法は重症度に応じて画一的に実施する。
☐	7	有酸素運動は，嫌気性代謝閾値レベルの心拍数を目標に運動療法を実施することが推奨されている。
☐	8	心房細動やペースメーカ植込み術後の心不全患者では，ボルグ指数を目安にした運動処方を実施する。
☐	9	心不全患者では，易疲労性のためウォームアップやクールダウンは実施せず，主運動のみ実施する。
☐	10	ウェイトマシンでのレジスタンストレーニングでは，1回反復できる最大重量（1RM）の100%で実施する。

（解答はp98参照）

練習問題

Q1 運動療法のリスク分類クラスCの臨床的特徴として誤っているものはどれか。1つ選べ。
a. NYHA心機能分類Ⅰ度またはⅡ度。
b. 運動耐容能＜6メッツ。
c. 以前に心停止のエピソードがある。
d. 運動中の収縮期血圧が安静時より低下。

Q2 心不全患者の運動耐容能評価や結果の解釈で正しいものはどれか。2つ選べ。
a. 最高酸素摂取量は，呼気ガス分析装置を使用して実施される心肺運動負荷試験により評価できる。
b. 心不全患者の安全な運動許容範囲は，嫌気性代謝閾値レベル以上である。
c. 6分間歩行試験は，6分間の快適歩行距離を評価する運動負荷試験である。
d. 心不全患者の運動耐容能評価の目的は，心不全の重症度評価，侵襲的治療のリスク評価，生命予後の推定，復職や日常生活の許容範囲の判断など多岐にわたる。

Q3 有酸素運動について誤っているものを1つ選べ。
a. ウォーキングや自転車エルゴメータ，トレッドミルなどの機器を用いた運動様式である。
b. 有酸素運動は，心肺運動負荷試験により決定される嫌気性代謝閾値レベルの心拍数を目安に実施することが推奨されている。
c. 心拍予備能から運動強度を決定する方法としてカルボーネン法がある。
d. 心房細動やペースメーカ植込み術後の心不全患者でも心拍数を目安に運動強度を決定する。

Q4 レジスタンストレーニングについて誤っているものはどれか。1つ選べ。
a. ゴムバンド，重錘やダンベル，フリーウェイト，ウェイトマシン，自重負荷などを用いて実施される運動様式である。
b. ウェイトマシンを使用した1回反復できる最大重量（1RM）に基づくレジスタンストレーニングは，毎日実施することが推奨されている。
c. レジスタンストレーニングの運動強度は，1RMを求める最大負荷試験を実施し，相対的割合で決定する。
d. レジスタンストレーニングに伴う過度な血圧上昇を伴うバルサルバ効果を回避するため，息を吐く，声を出すなどの呼吸法の指導が大切である。

Q5 心不全患者の運動療法の進め方で誤っているものはどれか。1つ選べ。
a. 運動療法開始前，運動療法実施中および運動療法終了後に心不全増悪徴候のアセスメントを行う。
b. 運動療法前のアセスメントで心不全増悪徴候を認める場合は，運動療法よりも心不全管理の安定化を優先する。
c. 屋外で運動療法を実施する際には，気温や湿度などの環境条件に注意を払い，運動時間，服装，運動する場所に配慮する。
d. 運動療法実施中に運動療法の中止基準に該当した場合，運動強度を漸減して運動療法を継続する。

CHECK POINT解答	1	2	3	4	5	6	7	8	9	10
	○	×	○	○	×	×	○	○	×	×

Q1 解答 **a**

[解説]
NYHA心機能分類Ⅰ度またはⅡ度はクラスBに該当します。クラスCに該当するのは，NYHA心機能分類Ⅲ度またはⅣ度です。

Q2 解答 **a, d**

[解説]
最高酸素摂取量（peak $\dot{V}O_2$）は心肺運動負荷試験（CPX）より算出できます。また，心不全患者の運動耐容能評価の目的は運動処方のみならず，心不全の重症度評価，侵襲的治療のリスク評価，生命予後の推定，復職や日常生活の許容範囲の判断など多岐にわたります。
b：心不全患者の安全な運動許容範囲は嫌気性代謝閾値レベル以下です。
c：6分間歩行試験は，快適歩行ではなく，最大努力で行われた歩行距離を評価する運動負荷試験です。

Q3 解答 **d**

[解説]
心房細動やペースメーカ植込み術後の心不全患者では，心拍数を目安とした運動強度の決定が困難なため，ボルグ指数を目安に運動強度を決定することが推奨されています。

Q4 解答 **b**

[解説]
心不全患者のレジスタンストレーニングは週2〜3回，隔日で実施することが推奨されています。

Q5 解答 **d**

[解説]
運動療法実施中に運動療法の中止基準に該当する症状や状態に陥った場合は，ただちに運動を中断し，医師に報告またはスタットコール，救急要請を行うことが重要です。

6 日常生活の心がけをどう支援する？

若林留美

この項目で押さえたいこと

1 心不全患者の生活指導は制限をただ押し付けるのではなく，患者ごとの事情を理解し，具体的かつ個別的に指導することが重要です。

2 日常生活の過ごし方を具体的に聴取すること，患者自身が振り返る機会を作ることが，日常生活の心がけの支援において大切です。

3 運動や生活活動，余暇・休息についても考慮して指導することが大切です。

4 入浴は，適切な入浴時間，湯の温度，浸かる深さに注意して指導します。

5 心不全患者は，便秘のリスクが高く，排便コントロールを行うことが大切です。

6 アルコール性心筋症が疑われる場合は，禁酒が不可欠です。

7 酒類によって適量が違うため，なにをどの程度飲むのか，具体的に聴取する必要があります。

8 飲酒の適量は，純アルコール量1日平均約20g程度です。

9 感染症，特に呼吸器感染症は心不全増悪リスクとなるため，感染予防の指導は重要です。

10 感染対策として，心不全患者においてもインフルエンザや肺炎球菌に対するワクチンを励行します。

症例

患　者：Aさん。50歳代後半，男性。陳旧性心筋梗塞（経皮的冠動脈インターベンション〔PCI〕治療後）。

社会的背景：妻と中学生の息子と三人暮らし。営業職で，今年に入り役職が変わり残業が増えた。

現病歴：40歳の頃より高血圧を指摘されていたが，仕事が忙しく放置していた。50歳のときに，仕事中に心筋梗塞を発症し，PCI治療を受け，薬物治療を継続しながら，心不全症状なく，定期的にフォローを受けていた。今年に入り，呼吸困難感・浮腫を自覚するようになり，今回の受診で初めて心不全と診断された。

日常生活の心がけの支援をどう進める？（図1）

日常生活の心がけの支援をするためのステップ

● 心不全患者は生活上の制限を強いられることも多いですが，それを押し付けるだけでは生活のなかに取り入れることは難しいです。現状把握をしっかり行い，<u>患者の事情も理解すること</u>が大切です。

図1 「日常生活の心がけ」支援の進め方

日常生活の過ごし方を具体的に聴取 / 患者が振り返る機会を意図的に作る

問題行動の裏にある原因（社会的背景など）を探索

具体的・個別的な療養指導

- ・活動と休息のバランス
- ・入浴方法・習慣
- ・排便コントロール
- ・アルコール摂取
- ・感染対策

「現状」を正確に把握

（心理・社会的な背景）
- ・性格特性
- ・心理状況
- ・家族状況

「その人なりの事情」の理解

- ・問題となる行動の共有
- ・適切な行動の理解
- ・生活のなかにどのように適応させていくか

「その人の生活」に根付く指導

日常生活の過ごし方を具体的に聴取する / 患者が振り返る機会を意図的に作る

1．日常生活の現状を具体的に聴取する：支援者として知る

● 日常生活のなかに心不全の原因が隠れているため，どのような日常生活を送っているのか<u>現状を具体的に知る</u>ことが重要です（表1）。

● 【Aさんの追加情報】×＝問題行動と考えられること（波下線部）

× 身体活動と休息：週に1〜2回，電車と徒歩の移動で営業周りをしており，<u>自分のタイミングで休めず，疲れても無理してしまう</u>。

○ 入浴方法：シャワー浴を10分程度で済ませることが多く，疲労感を感じることはない。

○ 排便コントロール：1日1回，軟便があり，努責による負荷を感じたことはない。

× アルコール摂取：自宅ではビール500mL程度であるが，<u>接待時は，日本酒4合程度飲む</u>。

○ 感染対策：手洗い・うがいなどの基本的な感染予防対策を心がけている。

表1 「日常生活の現状」情報収集のポイント

身体活動と休息のバランス	「運動」，「生活活動（日常生活を営むうえでの労働，家事，通勤・通学など）」，「余暇」など，過負荷となるような活動はないか，どのようなタイミングでどの程度休息がとれるのか（疲労感を感じた際などは休息できるのか），睡眠状況はどうか
入浴方法・習慣	重症度に応じて適切な入浴方法が生活のなかに取り入れられているか
排便コントロール	排便のコントロールの状況（回数や性状），便秘リスク，努責による負荷はないか
アルコール摂取	アルコールの酒類，摂取量，飲酒機会の頻度
感染対策	感染への対策行動がどの程度取れているのか

2．患者自身が自己の療養行動を振り返る：当事者として知る

● 情報収集の場面は，当事者の患者にとっては，自己の療養行動を振り返る大切な機会となります。他人に話すことで，生活上の問題点の発見などの大切な気づきにつながるきっかけとなります。

● 【Aさんの追加情報】大切な気づき（二重下線部）
◎ 生活を振り返った感想：自分では無理していると思わなかったが，仕事上の制約や付き合いで無理している場面が多いことに気がついた。

ワンポイントアドバイス

「患者の気づき」に沿った指導を実施する大切さ
● 患者自身が自己の生活上の問題点に気がついたところから療養指導に入ることで，患者の興味に沿った指導となります。患者の気づきを見逃さずに拾い上げ，指導のきっかけにしましょう。

問題行動の裏にある原因（社会的背景など）を探索する

社会のなかで生きている「その人なりの事情」を理解する

● 問題行動の原因を探索するためには，生活上の問題が生じる社会的背景や，「その人なりの事情」も理解するように心がける必要があります。

● 【Aさんの追加情報】問題行動につながる背景（波下線部）
仕事上の付き合いは断り切れない性格で無理をしてしまうことが多い。また，役職が変わったことや一家の大黒柱として社会的な役割を果たしたいというAさんの事情がある。

「その人なりの事情」に配慮し，個別の生活に合わせた指導を行う

頭ごなしに「制限」を押し付けない

● 「日常生活の心がけ」に関する指導内容（表2）は，「制限」について理解してもらう必要がありますが，頭ごなしに押し付ける指導は奨励されません。

● 「その人なりの事情」に配慮し，問題となる行動を患者と共有し，適切な行動が生活のなかに根付くような，具体的かつ個別的な指導のプロセスが大切です。

表2 「日常生活の心がけ」に関する療養指導のポイント

身体活動と休息の バランス	・非代償性心不全，急性増悪時：運動は禁忌，活動制限と安静が必要 [1] ・過度な安静による弊害，適切な身体活動量（活動強度や活動時間との関連），活動と休息のバランス，症状悪化時の対処など ・基本的な身体活動の運動強度（何メッツ程度か），どの程度まで耐え得るのか
入浴方法・習慣	・入浴・シャワー浴の運動強度は，1.5〜2.0メッツ程度 [2] ・適切な入浴方法：湯の温度は40〜41℃，鎖骨下までの深さの半座位浴で，時間は10分以内 [1]
排便コントロール	・便秘リスク，便秘による努責は心負荷になり得ること ・排便コントロール方法
アルコール摂取	・アルコール性心筋症が疑われる場合は禁酒 [1] ・過度なアルコール摂取の危険性 [1] ・適切なアルコール量は，純アルコール量1日平均約20g程度 [3] ・酒類ごとの適切な摂取量／換算方法
感染対策	・手洗い，マスク着用などの基本的な感染予防 ・インフルエンザや肺炎球菌に対するワクチン接種の励行 ・感染徴候がある際の対応：早期受診と対処

本症例への療養指導

● 問題となる行動の共有：仕事上無理をしてしまう性格からくる「営業周り時の過活動」，「接待時のアルコール摂取過多」という問題点を，Aさんと共有します。

● 適切な生活行動についての説明：活動と休息のバランスや，適切なアルコール量を説明します。

● 生活のなかにどのように適応させていくか：営業時の休息の取り方，接待対応のコツなどを一緒に具体的に考えます。

必須知識

① **身体活動には「運動」，「生活活動」，「余暇」が含まれる**

■ 激しい「運動」に目がいきがちになりますが，「生活活動」や「余暇」による活動が過負荷となる場合もあるため，日常生活全般1つひとつの動きを振り返ることが大切です。

② **適切な入浴方法：湯の温度は40〜41℃，鎖骨下までの深さの半座位浴で，時間は10分以内**

■ 熱い湯による交感神経の緊張による影響や，深く湯に浸かることでの静水圧による静脈還流量の増加・心内圧上昇につながることから，湯の温度や浸かる深さも指導しましょう。

③ **純アルコール量の換算方法**

■ 「純アルコール量＝摂取量（mL）×アルコール度数（%）÷100×0.8（比重）」で換算できます。アルコール度数により，適量は異なります（ビール〔5%〕：500mL＝20.0g，日本酒〔15%〕：1合180mL＝21.6g）。

■文献

1) 日本循環器学会／日本心不全学会合同ガイドライン：急性・慢性心不全診療ガイドライン（2017年改訂版）. 2018.
   http://www.j-circ.or.jp/guideline/pdf/JCS2017_tsutsui_h.pdf〔2023年1月閲覧〕
2) 国立健康・栄養研究所, 改訂版『身体活動のメッツ（METs）表』2012年4月11日改訂.
   http://www.nibiohn.go.jp/files/2011mets.pdf〔2023年1月閲覧〕
3) 厚生労働省：健康日本21（アルコール）.
   https://www.mhlw.go.jp/www1/topics/kenko21_11/pdf/b5.pdf〔2023年1月閲覧〕

CHECK POINT

Q. 正しいものに○, 誤っているものに×を付けましょう。

☐	1	心不全患者に必要な「生活上の制限」は決まっているので, 一通り同じ内容を指導する。
☐	2	日常生活を患者自身で振り返ることが, 日常生活の心がけの支援において大切である。
☐	3	運動以外にも, 日常生活や余暇による活動についても考慮して指導することが大切である。
☐	4	心不全患者は, 肩まで深く浸かり, 30分程度ゆっくり入浴することを指導する。
☐	5	心不全患者は便秘のリスクが高いため, 排便コントロールも大切である。
☐	6	アルコール性心筋症が疑われる場合は, 禁酒が不可欠である。
☐	7	酒類によって適量が違うため, なにをどの程度飲むのか, 具体的に聴取する必要がある。
☐	8	「節度ある適度な飲酒」は, ビール500mL程度である。
☐	9	感染症, 特に呼吸器感染症は心不全増悪リスクとなるため, 感染予防の指導は重要である。
☐	10	インフルエンザや肺炎球菌に対するワクチンは, 心不全患者に対しては必要ない。

（解答はp105参照）

練習問題

Q1

日常生活の心がけを支援する際に医療者が考慮すべきことで正しいものはどれか。
1つ選べ。

a. 心不全患者に必要な「生活上の制限」は決まっているので，一通り同じ内容を指導する。

b. 生活の現状をしっかりととらえて，患者の事情も考慮し，日常生活の「制限」を押し付けない指導を目指す姿勢が大切である。

c. 日常生活の現状を患者とともに振り返ることは無意味なことであり，必要ない。

d. 心不全予防に必要な制限を守ることが大切なので，「その人なりの事情」を考慮する必要はない。

Q2

身体活動の指導について正しいものはどれか。1つ選べ。

a. 激しいスポーツなどが含まれる「運動」について指導すれば十分である。

b. 日常生活を営むうえでの労働，家事，通勤・通学などが含まれる「生活活動」に対する指導内容は重要な項目の1つである。

c. 「余暇」については，たいした負荷とならないため，指導内容に含める必要はない。

d. 仕事中に休息が取れないことは仕方がないことなので，指導する必要はない。

Q3

入浴・シャワー浴に関する指導について誤っているものはどれか。1つ選べ。

a. 入浴の際の適正な湯の温度は，40～41℃程度である。

b. 入浴・シャワー浴などの運動強度は，1.5～2.0メッツ程度である。

c. 入浴の際は，肩までしっかりと浸かることが適切である。

d. 入浴時間は10分以内が望ましい。

Q4

アルコール摂取に関する指導について誤っているものはどれか。1つ選べ。

a. アルコール性心筋症が疑われる場合は，禁酒が不可欠である。

b. 過度なアルコール摂取の危険性に加えて，適切なアルコール量を指導する。

c. ビール350mL程度は，「節度ある適度な飲酒（健康日本21）」の範囲内である。

d. 日本酒2合（360mL）程度は，「節度ある適度な飲酒（健康日本21）」の範囲内である。

Q5

感染対策の指導として正しいものはどれか。1つ選べ。

a. 手洗い，うがい，マスクなどの基本的な感染予防行動は重要である。

b. インフルエンザや肺炎球菌に対するワクチン接種は副作用が心配なので，心不全患者への予防接種は奨励されていない。

c. 感染徴候がある際でも，苦しくならなければ，普通どおりに生活して問題ない。

d. 感染徴候がある際でも，苦しくならなければ，早期受診を検討する必要はない。

| CHECK POINT 解答 | 1 | × | 2 | ○ | 3 | ○ | 4 | × | 5 | ○ | 6 | ○ | 7 | ○ | 8 | ○ | 9 | ○ | 10 | × |

Q1 解答 **b**

[解説]
日常生活上の注意事項は多くありますが，頭ごなしに制限を押し付けても，患者は生活のなかに取り入れることは難しいです。そのため，まずは正しく現状を把握し，患者の事情も理解することから始めることが大切です。

Q2 解答 **b**

[解説]
身体活動には，「運動」，「生活活動」，「余暇」が含まれます。激しい「運動」に目がいきがちになりますが，「生活活動」や「余暇」による活動が過負荷となる場合もあります。活動と休息のバランスが取れるように，日常生活全般の1つひとつの動きを振り返ることが大切です。

Q3 解答 **c**

[解説]
熱い湯による交感神経の緊張による影響や，深く湯に浸かることでの静水圧による静脈還流量の増加・心内圧上昇につながることから，湯の温度や浸かる深さも指導します。適切な入浴方法は，湯の温度は40〜41℃程度，鎖骨下までの深さの半座位浴で，時間は10分以内です。

Q4 解答 **d**

[解説]
アルコール性心筋症が疑われる場合は，禁酒を指導する必要があります。そのほかの患者も，過度なアルコール摂取の危険性に加えて，適切なアルコール量の摂取ができるように指導する必要があります。
アルコール量の換算は，「純アルコール量＝摂取量(mL)×アルコール度数(%)÷100×0.8(比重)」で導き出すことができます。ビール(5%程度)は500mLで20.0g，日本酒(15%前後)は1合180mLで21.6gとなります。日本酒2合(360mL)は，過度なアルコール摂取となるため，適量について指導する必要があります。

Q5 解答 **a**

[解説]
感染症，特に呼吸器感染症は心不全増悪リスクとなるため，感染予防の指導は重要です。そのため，手洗い，うがいなどの基本的な感染予防に加えて，インフルエンザや肺炎球菌に対するワクチン接種を勧めていく必要があります。また感染徴候がある際は，心負荷の増大・循環動態の変調の可能性があるため，早めに受診し，負荷がかかるような行動は避けるなどの対応を取ることが望まれます。

7 心理的支援をどう行う？

西村勝治

 この項目で押さえたいこと

1 心不全患者の心理的なつらさに関連する全人的なストレスを理解しましょう。

2 心不全患者のうつ病の有病率は，心不全が重症になるほど高くなります。

3 心不全患者がうつ病を併発すると，セルフケア能力が低下します。

4 心不全患者がうつ病を併発すると，生命予後が悪化します。

5 うつ病のスクリーニングには，Patient Health Questionnaire（PHQ）-2や PHQ-9がよく用いられます。

6 うつ病のスクリーニングの検査結果には，偽陽性や偽陰性が含まれるので注意しましょう。

7 うつ病の症状の一部は，心不全の症状と重複するため注意しましょう。

8 心理的ケアでは，言語的ならびに非言語的コミュニケーションが重要です。

9 うつ病の患者を安易に励ましてはいけません。

10 患者が希死念慮をほのめかしたときは，よく話を聞き，自殺のリスクを評価し，適宜専門医に紹介しましょう。

症例

患　者：Bさん。40歳代後半，男性。NYHA心機能分類 Ⅱ度。痩せていて長身。
主　訴：身体が思うように回復せず，イライラする。気分が落ち込む。
現病歴：中学生のとき，マルファン症候群の診断を受けた。30歳代，大動脈弁閉鎖不全症によりベントール手術が施行された。1年前，置換弁性感染性心内膜炎にて弁輪部膿瘍の切除，大動脈弁置換術（再ベントール手術）が施行されたが，膿瘍は残存した。人口弁逆流および心室中隔解離の進行がみられたが，人工弁および人工血管部位再手術はリスクが高いと判断され，見送られた。Bさんは突然死の可能性について主治医より説明を受け，退院となった。退院後，半年経った頃，外来受診時に顔見知りの看護師に苛立ちや気分の落ち込みを訴えた。

どのような姿勢で心理的支援を行う？

- 患者・医療者間の信頼関係を築くことが支援の前提で，そのためには率直で思いやりのあるコミュニケーションが有用です。
- 話すことと同じくらい「聞くこと」も重要です。患者の気持ちや訴えを遮らず，評価や批判をすることなく，共感的，支持的に傾聴し，問題を患者とともに解決していこうという姿勢を示しましょう。
- 非言語的コミュニケーション（視線の高さを合わせる，適切なアイコンタクトを取る，肯定的なジェスチャーを取り入れる）も有用です。落ち着いたトーンでゆっくりとした話し方を心がけましょう。

心理的なつらさをどう評価する？

- 心不全患者の多様な全人的なストレス（表1）は患者の心理的なつらさと関連します[1]。その結果生じる精神症状の代表が抑うつと不安です。悪化すると適応障害，うつ病，不安症に発展し，セルフケアにも悪影響を及ぼすことがあります。特にうつ病は，心不全患者の生命予後を悪化させることが知られています。

表1　心不全患者の全人的なストレス

1. 身体症状	呼吸困難感，咳嗽，浮腫，倦怠感，疼痛など
2. 多くの合併症	糖尿病，腎疾患，脳血管障害など
3. 危機的状況	身体機能の喪失，心停止体験
4. セルフケアに関連するストレス	食事制限，行動制限，服薬アドヒアランス
5. デバイスに関連するストレス	異物の違和感，除細動（ショック作動）体験
6. 社会的ストレス	経済的問題，就労・就学の問題，家族調整

（日本循環器学会 / 日本心不全学会合同ガイドライン：2021年改訂版　循環器疾患における緩和ケアについての提言．2021．
https://www.j-circ.or.jp/cms/wp-content/uploads/2021/03/JCS2021_Anzai.pdf（2023年1月閲覧）より許諾を得て転載）

● まず,つらさの原因となっているストレスはなにかを尋ね,患者がそれをどのように とらえているかを理解しましょう。その際,上記に示した共感的なコミュニケーションを活用すると有効なケアにつながります。

● 次に,精神症状の重症度をスクリーニングし,どのような支援が必要かを見定めます。抑うつにはPatient Health Questionnaire (PHQ) -2とPHQ-9(図1)を用いた2段階のうつ病スクリーニング・プロトコルが参考になります(図2)[2]。PHQ-2に含まれる「抑うつ気分」と「興味・喜びの喪失」のうち少なくとも1つが存在することが,うつ病の診断には必須です。

■ 図1 PHQ-2,PHQ-9の質問項目

PHQ-2
この2週間,次のような問題にどのくらい頻繁に悩まされていますか?
　①物事に対してほとんど興味がない,または楽しめない
　②気分が落ち込む,憂うつになる,または絶望的な気持ちになる

●上記2項目のうち1項目以上に「はい」の回答が得られた場合,PHQ-9に進む

PHQ-9
この2週間,次のような問題にどのくらい頻繁に悩まされていますか?
　①物事に対してほとんど興味がない,または楽しめない
　②気分が落ち込む,憂うつになる,または絶望的な気持ちになる
　③寝つきが悪い,途中で目が覚める,または逆に眠りすぎる
　④疲れた感じがする,または気力がない
　⑤あまり食欲がない,または食べすぎる
　⑥自分はダメな人間だ,人生の敗北者だと気に病む,または自分自身あるいは家族に申し訳がないと感じる
　⑦新聞を読む,またはテレビを観ることなどに集中することが難しい
　⑧他人が気づくくらいに動きや話し方が遅くなる,あるいはこれと反対にそわそわしたり,落ち着かず,普段より動き回ることがある
　⑨死んだほうがましだ,あるいは自分をなんらかの方法で傷付けようと思ったことがある

※上の①~⑨の問題によって,仕事をしたり,家事をしたり,ほかの人と仲良くやっていくことがどのくらい困難になっていますか?

●各項目について「全くない(0)」,「数日(1)」,「半分以上(2)」,「ほとんど毎日(3)」のいずれかにスコアする。
　合計が10点以上であれば大うつ病の可能性あり。
●最後に※で「まったく困難でない」,「やや困難」,「困難」,「極端に困難」のいずれかにスコアし,おおよその生活機能全般の困難度を評価する。

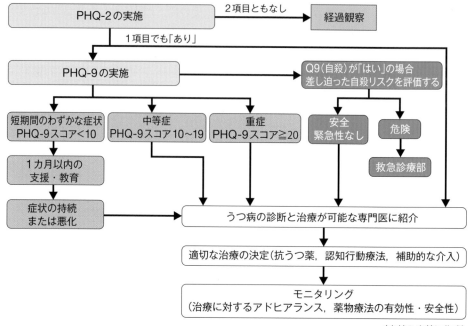

図2 PHQ-2，PHQ-9を用いたうつ病のスクリーニングの流れ

（文献2 を基に作成）

抑うつのスクリーニングの注意点

- **評価点を鵜呑みにしない**ようにしましょう。心不全では倦怠感，意欲低下，不眠，食欲低下などの症状がうつ病の身体症状と重複するため，見かけ上，評価点が上昇する可能性があります。

- **事後措置**を準備しておきましょう。スクリーニングだけを機械的に行うのではなく，例えば精神科の受診方法などを事前に検討しておくことが必要です。

- **希死念慮や自殺**についての質問項目に「ある」と答える心不全患者は少なくありません。具体的に自殺を準備したり，企図したことがあるかについて，慌てず冷静に質問し，対応しましょう。適宜，専門医に紹介しましょう。

- **二次性うつ病**を念頭におきましょう。甲状腺疾患などの合併症に起因するほか，薬剤性にも生じます。循環器系薬剤ではメチルドパ，レセルピン，ニフェジピン，ベラパミル，ジルチアゼム，クロニジン，ジギタリス製剤などが原因となります。

ワンポイントアドバイス

- ある調査では，心不全患者の10人に1人がPHQ-9の質問項目「死んだほうがましだ，あるいは自分をなんらかの方法で傷付けようと思ったことがある」に「ある」と答えました[3]。患者から希死念慮を打ち明けられると，誰でも不安を覚え，戸惑います。思わず話を逸らしたり，すぐに助言や励ましの言葉をかけがちですが，それではケアにつながりません。まずは落ち着いて患者の話を聴いてみてください。

症例
（続き）

Bさんは妻と長男との三人暮らし。大学卒業後，IT企業に就職したが，疾患のため2度休職し，今回の入院を機に退職し，現在無職。
Bさんは看護師に，突然死の可能性を含めた病状悪化に対する不安，経済的な不安，家計を妻に頼っている自責感と自己嫌悪があり，不安で眠れないと話した。看護師の勧めで実施されたPHQ-9では9点（軽度のうつ状態）だった。

心理的ケアをどう進める？

● 心理的なつらさと関連しているストレス要因を患者がどのように受け止めているかを理解し，ストレス要因の軽減を患者とともに考えましょう。内容によっては医師や理学療法士，ソーシャルワーカーなど多職種との連携を図りましょう。

● <u>ストレスの受け取り方（考え方）に介入</u>しましょう。抑うつや不安といった不快な気分や感情を増大させている考え方，例えば過度に悲観的であったり自己否定的であったりする思考の変容を図ります。

● <u>心身のストレス反応を緩和する介入</u>を行いましょう。例えばリラクゼーションやアロマ，音楽などを用います。

症例
（続き）

看護師は担当医にBさんが病状悪化に不安を抱えていることを伝え，診察時に医師からあらためて病状を説明し，不眠時の薬を処方してもらうことにした。経済的な不安に関してはソーシャルワーカーを紹介した。しかし，1カ月後に受診したBさんは憔悴しており，「生きていても仕方ない」と漏らした。慌てた看護師が精神科に相談するように勧めたところ，Bさんはため息をついて「誰もわかってくれない」とつぶやいた。

専門医にどう紹介する？

● <u>紹介が必要なタイミング</u>は，
　①自殺のリスクが高い
　②重症である（焦燥や妄想を伴う）
　③診断に迷う
　④躁状態か出現（双極性障害）
　などです。

● <u>患者が受診を希望しない場合</u>，精神医療に対する誤解や偏見が隠れていることが多いです。希望しない理由をよく聞き，誤解があれば訂正しましょう。

● 見捨てられたと感じる患者も少なくありません。内科的なことはこれまでどおり責任をもって診ることを保障しましょう。

● 具体的に患者の困りや苦痛（例えば不眠など）を取り上げ，それらを専門家に相談するように勧めるなど，<u>受診のハードルを下げる工夫</u>をしましょう。

■文献

1）日本循環器学会 / 日本心不全学会合同ガイドライン：2021年改訂版　循環器疾患における緩和ケアについての提言. 2021. https://www.j-circ.or.jp/cms/wp-content/uploads/2021/03/JCS2021_Anzai.pdf〔2023年1月閲覧〕

2）Lichtman JH, Bigger JT Jr., Blumenthal JA, et al : Depression and coronary heart disease: recommendations for screening, referral, and treatment : a science advisory from the American Heart Association Prevention Committee of the Council on Cardiovascular Nursing, Council on Clinical Cardiology, Council on Epidemiology and Prevention, and Interdisciplinary Council on Quality of Care and Outcomes Research : endorsed by the American Psychiatric Association. Circulation 118 : 1768-1775, 2008.

3）Moazzami K, Dolmatova EV, Feurdean M : Suicidal ideation among adults with cardiovascular disease : The national health and nutrition examination survey. Gen Hosp Psychiat 51 : 5-9, 2018.

CHECK POINT

Q. 正しいものに○，誤っているものに×を付けましょう。

☐	1	心不全患者の全人的なストレスには社会的なストレスが含まれる。
☐	2	心不全患者のうつ病の有病率は心不全の重症度とは無関係である。
☐	3	うつ病は心不全患者のセルフケア能力を低下させる。
☐	4	うつ病は心不全患者の生命予後を悪化させる。
☐	5	代表的なうつ病のスクリーニングツールとしてPHQ-12がある。
☐	6	うつ病スクリーニングの陽性者は全例，精神科を受診させる。
☐	7	心不全の症状とうつ病の症状は重複する場合がある。
☐	8	心理的ケアを行う場合，非言語的コミュニケーションが重要である。
☐	9	うつ病を併存している心不全患者には励ますことが大切である。
☐	10	患者が希死念慮をほのめした場合，それ以上，気持ちを聞くことは危険である。

（解答はp113参照）

練習問題

Q1 うつ病の診断のために必須の症状として正しいものはどれか。2つ選べ（少なくとも1つが診断に必須）。
a. 自殺念慮
b. 抑うつ気分
c. 不眠
d. 興味・喜びの喪失

Q2 心不全患者の予後を悪化させることが知られている精神疾患として正しいものはどれか。1つ選べ。
a. パニック障害
b. うつ病
c. 統合失調症
d. 身体表現性障害

Q3 うつ病のスクリーニングで用いられるPHQ-2に含まれる症状として正しいものはどれか。2つ選べ。
a. 自殺念慮
b. 抑うつ気分
c. 不眠
d. 興味・喜びの喪失

Q4 心不全の症状と重複するうつ病の症状として正しいものはどれか。2つ選べ。
a. 意欲低下
b. 抑うつ気分
c. 不眠
d. 自責感

Q5 精神科医への紹介が必要なタイミングとして誤っているものはどれか。1つ選べ。
a. 自殺のリスクが高い場合
b. 精神症状が重症の場合
c. 躁状態が出現した場合
d. うつ病のスクリーニングテストで陽性となった場合

CHECK POINT解答	1	2	3	4	5	6	7	8	9	10
	○	×	○	○	×	×	○	○	×	×

解答・解説

Q1 解答 b, d

[解説]
うつ病ではさまざまな心身の症状が出現しますが，①抑うつ気分（悲しみ，空虚感，絶望感など），②興味・喜びの喪失のうち，少なくとも1つが含まれていることが必須とされています。

Q2 解答 b

[解説]
心不全患者に合併する精神疾患のうち，予後（死亡，心血管イベント，再入院など）を悪化させることが知られているものは，うつ病です。うつ病を合併すると自律神経系の生理学的な機能不全に加えて，セルフケア能力やアドヒアランスが低下することが心不全の予後を悪化させる要因と考えられています。

Q3 解答 b, d

[解説]
PHQ-2には「①物事に対してほとんど興味がない，または楽しめない」，「②気分が落ち込む，憂うつになる，または絶望的な気持ちになる」の2つの質問項目が含まれています。①は興味・喜びの喪失，②は抑うつ気分で，これら2つはうつ病の診断のために必須の症状です（少なくとも1つあることがうつ病の診断に必須）。PHQ-9にもこれら2つの質問項目が含まれています。

Q4 解答 a, c

[解説]
心不全の患者に併存するうつ病の診断はしばしば難しい場合があります。その理由は，心不全患者にみられる倦怠感，意欲低下，不眠，食欲低下などの症状がうつ病の身体症状と重複することがあるからです。重複しない精神症状に注目して評価する必要があります。

Q5 解答 d

[解説]
うつ病のスクリーニングテストは自己評価に基づく尺度で，診断を目的とした尺度ではないため，偽陽性と偽陰性が一定数存在します。またQ4にあるように，心不全の症状がうつ病の症状と重複するために，見かけ上，評価点が上昇する可能性があります。スクリーニングの結果はあくまで患者の精神心理的なケアの必要性を推し量るための目安で，陽性だからといって一律に精神科に紹介することはありません。

8 認知機能障害を有する心不全の療養指導をどう行う？

鈴木裕介

 この項目で押さえたいこと

1 加齢によって低下するのは動作性知能で，結晶性知能は比較的保持されます。

2 認知症は，一部の例外的な病態を除けば非可逆的な認知機能の低下を特徴とします。

3 認知症の初期においては，自らもの忘れを自覚することは少ないです。

4 従前の生活機能が維持されているかどうかは，認知症か否かの判断に重要です。

5 多くの軽度認知障害は認知症へ移行しますが，変化なし，あるいは軽快する場合もあります。

6 認知症初期では，新たな記憶の獲得が障害され，過去の記憶は比較的保持されています。

7 認知症の簡易評価スケールはスクリーニングが目的で，それだけで診断はできません。

8 典型的なアルツハイマー型認知症では，初期に時間の見当と短期記銘力が障害されます。

9 なるべく早い段階で専門医と連携して治療的介入や介護環境の整備をしましょう。

10 認知機能低下を伴う高齢者の服薬管理能力を過大評価してはいけません。

症例

患　者：90歳代，女性。
社会的背景：独居。夫とはかなり前に死別しており，子供は遠隔地居住で近隣に友人や身寄りはない。長年高血圧などで近医に通院していたらしい。日頃近所付き合いはなく孤立した生活を送っていた。
現病歴：ある日，たまたま地区の民生委員が自宅を訪問したところ，玄関で気を失って倒れているところを発見して救急要請し，入院となった。入院後点滴を開始したところ，意識は徐々に回復した。神経学的な異常所見は認めず，頭部MRIにおいて脳卒中など中枢神経系の問題は否定された。入院時の聴診で漸増漸減性の駆出性雑音を聴取，心エコーでは大動脈弁の平均圧較差＞40mmHg，弁口面積＜1.0cm^{2}で重症の大動脈弁狭窄症と診断されたため，今回の意識消失は同疾患によるものと考えられた。

加齢による精神心理機能の変化をどうとらえるか？

- 「認知機能」とは，対象とする知識を得るために外部の情報を能動的に収集し，それを知覚・記憶し，さらに推理・判断を加えて処理する過程のことです。認知機能によって獲得される知識を知能とよびます。
- 知能は，経験により獲得される「結晶性知能」と，その都度思考することにより獲得される「動作性知能」から成ります。
- 結晶性知能は加齢による影響を受けにくいですが，動作性知能は年齢により低下するのが一般的です。
- 高齢者の受療行動に影響を与えるものとして，認知機能のみではなく，加齢による精神心理的環境の変化とそれに対する適応パターンが背景にあることを理解しましょう。
- 一般的な加齢による性格変化の傾向としては，保守化，心気的，猜疑的，偏執的，吝嗇（ケチ），自己中心傾向などが観察されます。
- 本症例の場合，性格の偏向だけでなく，認知機能の変化にも注意を払うべきです。

ワンポイント
アドバイス

- 性格変化に影響を与える社会環境や現在の境遇に対する自己評価について知りましょう。
- 認知機能低下が心理行動症状や性格変化に影響を与えている可能性も常に念頭におきましょう。

老年期の認知機能低下についての基本的知識を得る

- 老年期において認知機能低下が緩徐に進行するのは珍しいことではありませんが，その程度や内容が生活機能に与える影響が問題となります。
- 急激な認知機能の悪化や生活機能を脅かす悪化がみられる場合には，その背景にある病態を疑いましょう。
- 認知症以外で認知機能を悪化させる要因はさまざまなものが考えられます（表1）。
- 認知症は原則として非可逆的な認知機能の低下を特徴とします。

表1　老年期の認知機能低下の要因（認知症性疾患以外）

加齢	生活歴，教育歴，生活習慣により個人差がある
環境要因	喪失体験による抑うつ，環境の変化，ストレス
内分泌異常	ホルモン値異常（甲状腺や下垂体機能など）
栄養障害	ビタミン欠乏（ビタミン B_1，B_{12}，葉酸など）
うつ状態	内部要因と外部要因あり，認知症の前駆症状の可能性も
感染症	脳炎や髄膜炎
腫瘍	脳腫瘍
外傷	頭部外傷による硬膜下血腫（慢性の場合，緩徐に進行）
そのほか	正常圧水頭症，一過性せん妄，薬剤性など

症例（続き）

経過1：入院後の点滴治療により意識は回復したが，日時の感覚が見当を得ず，曜日や時間がわからず同じことを繰り返し尋ねるようなエピソードが頻回確認された。夜間にしばしば覚醒し，看護師に「親はどこにいるのか，お金はどこで払えばよいのか，今から家に帰らないといけない」という発言を繰り返すエピソードがみられたが，翌朝にはまったくそのことは覚えていない。日中，本人にもの忘れが気にならないか尋ねると「全然気にならない，日常生活も長年1人で問題なく暮らせている。身体的にもなにも問題はないので早く家に帰してほしい」と病棟スタッフや主治医に頻回要求される。治療のために処方された内服薬も規定どおりの服薬ができず，毎回看護師が配薬して服用を確認する必要があった。

認知症の受療行動への影響

- 一部の若年発症を除けば，ほとんどの認知症は加齢による病気と考えられますが，それが認知症の病気としての認識を困難にしています。
- 一般的に認知症の初期において自ら病識を訴えることはまれであり，「もの忘れ」が受診動機にはなりにくく，本症例のように別の医学的問題で発覚することのほうが多いです。
- 認知症は，「いったん正常に発達した知的機能が持続的に低下し，複数の認知機能障害があるために<u>社会生活に支障をきたす</u>ようになった状態」と定義されます。
- 本症例のように明らかに認知機能に問題があっても周囲の見守りがない場合，生活が破綻しかけていてもなかなか気づかれずに対応が後手に回ることも珍しいことではありません。

症例
（続き）

経過2：主治医，看護師ともに認知面での問題を疑い，院内の認知症サポートチームに介入を依頼した。サポートチームの医師がベッドサイドで簡易認知機能評価を実施したところ認知症を強く疑う成績（時間の見当識障害，記銘力の障害が顕著）であった。入院中の行動を観察する限り，日常生活において常時見守りを必要とするレベルの障害を認め，家事の遂行，服薬の自己管理は不可能であると判断された。

心不全患者の認知機能をどう評価したらよいか？

● 認知機能のスクリーニングは，心不全療養指導において必要な第一歩ととらえるべきです。

1．認知機能低下から認知症への経過

● 認知症の有無は社会生活に支障をきたすような認知機能障害があるかどうかによって判断されるため，患者の生活環境（家庭内介護者の有無など）により幅が生じます。
● 認知機能は年齢とともに連続的に変化します（図1）。
● 軽度認知障害は必ずしも認知症の前駆状態とは限らず，訓練や生活環境の是正などにより可逆的な経過をたどる可能性も示唆されています。
● 認知症によるもの忘れと年齢相応のもの忘れの境界は曖昧です（表2）。

図1 年齢相応のもの忘れから認知症への連続性

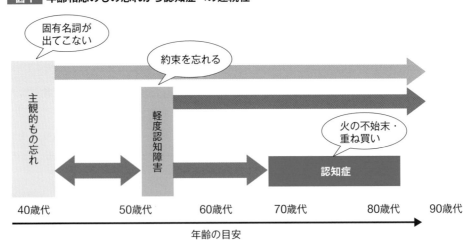

表2 認知症によるもの忘れと年齢相応のもの忘れの比較

認知症によるもの忘れ	加齢によるもの忘れ
▶体験**全体**を忘れる	▶体験の**一部分**を忘れる
▶新しい出来事を記憶できない	▶出来事の記憶が不完全
▶ヒントを与えられても思い出せない	▶ヒントを与えられると思い出せる
▶時間や場所などの見当がつかない	▶時間や場所などは見当がつく
▶もの忘れに対して自覚がない	▶もの忘れに対して自覚がある

- 認知症の高齢者でも<u>発症以前の昔の記憶（遠隔記憶）は初期においては保持</u>されています。
- 認知症によって失われやすいのは，比較的最近の記憶（近時記憶）です。

2．認知機能簡易評価スケール

- 認知機能低下の早期発見のツールとして有用なのが，ミニメンタルステート検査（MMSE，図2）[1]や改訂長谷川式簡易知能評価スケール（HDS-R，図3）[2]などの簡易認知機能評価です。

図2 ミニメンタルステート検査（MMSE）

検査日：　　　　　　年　　　　　月　　　　　日　　　　　曜日

検査者：

氏名　　　　　　　　男・女　生年月日：明・大・昭　　年　　月　　日生　　歳

	質問内容	回答	得点
1（5点）	今年は何年ですか	年	
	今の季節はなんですか		
	今日は何曜日ですか	曜日	
	今日は何月何日ですか	月	
		日	
2（5点）	ここはなに県ですか	県	
	ここはなに市ですか	市	
	ここはなに病院ですか		
	ここは何階ですか	階	
	ここはなに地方ですか（例：関東地方）		
3（3点）	物品名3個（相互に無関係） 検者はものの名前を1秒間に1個ずつ言う，その後，被検者に繰り返させる 正答1個につき1点を与える。3個すべていうまで繰り返す（6回まで） 何回繰り返したかを記せ　　　回		
4（5点）	100から順に7を引く（5回まで），あるいは「フジノヤマ」を逆唱させる		
5（3点）	3で提示した物品名を再度復唱させる		
6（2点）	（時計を見せながら）これはなんですか （鉛筆を見せながら）これはなんですか		
7（1点）	次の文章を繰り返す 「みんなで，力を合わせて綱を引きます」		
8（3点）	（3段階の命令） 「右手にこの紙を持ってください」 「それを半分に折りたたんでください」 「机の上に置いてください」		
9（1点）	（次の文章を読んで，その指示に従ってください） 「眼を閉じなさい」		
10（1点）	（なにか文章を書いてください）		
11（1点）	（次の図形を書いてください）		
		得点合計	

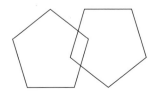

（文献1より転載）

図3 改訂長谷川式簡易知能評価スケール（HDS-R）

(検査日：　　　年　　　月　　　日)　　　　　　　　　　(検査者：　　　　　　)

氏名：		生年月日：　　年　　月　　日	年齢：　　歳
性別：　男　/　女	教育年数（年数で記入）：　　年	検査場所：	
DIAG：		(備考)	

1	お歳はいくつですか？（2年までの誤差は正解）				0	1
2	今日は何年の何月何日ですか？ 何曜日ですか？（年月日, 曜日が正解でそれぞれ1点ずつ）		年		0	1
			月		0	1
			日		0	1
			曜日		0	1
3	私たちが今いるところは, どこですか？ （自発的に出れば2点, 5秒おいて家ですか？ 病院ですか？ 施設ですか？ のなかから正しい選択をすれば1点）			0	1	2
4	これから言う3つの言葉を言ってみてください。あとでまた聞きますのでよく覚えておいてください （以下の系列のいずれか1つで, 採用した系列に○をつけておく） 1：a) 桜　b) 猫　c) 電車　　2：a) 梅　b) 犬　c) 自動車				0	1
5	100から7を順番に引いてください（100－7は？ それからまた7を引くと？ と質問する。最初の答えが不正解の場合, 打ち切る）	(93)			0	1
		(86)			0	1
6	私がこれから言う数字を逆から言ってください。(6-8-2, 3-5-2-9) を逆に言ってもらう。3桁逆唱に失敗したら, 打ち切る	2-8-6			0	1
		9-2-5-3			0	1
7	先ほど覚えてもらった言葉をもう一度言ってみてください（自発的に回答があれば各2点。もし回答がない場合以下のヒントを与えて正解であれば1点） a) 植物　　b) 動物　　c) 乗り物		a:	0	1	2
			b:	0	1	2
			c:	0	1	2
8	これから5つの品物を見せます。それを隠しますので, なにがあったか言ってください （時計, 鍵, タバコ, ペン, 硬貨など必ず相互に無関係なもの）		0	1	2
			3	4	5
9	知っている野菜の名前をできるだけ多く言ってください（答えた野菜の名前を右の欄に記入する。途中で詰まり, 約10秒間待っても出ない場合には, そこで打ち切る）　0〜5＝0点, 6＝1点, 7＝2点, 8＝3点, 9＝10点, 10＝5点		0	1	2
			3	4	5
		合計得点		

（文献2より転載）

● 簡易評価スケールで認知症の診断をくだすことは不可能ですが, 認知症の疑いのある高齢者をスクリーニングし専門医に紹介するのに有用なツールです。

● 簡易評価スケールは,
　①質問式で簡便に施行できる
　②検者間のばらつきが少なく, 再現性が高い
　③一定の間隔をおいて実施すれば経時的に認知機能の推移が評価できる
　などの利点があります。

● 簡易スケールの点数のみで認知症の診断はできませんが, 認知症の有無の目安になります。

● 簡易評価スケールにおける評価項目は,
　①見当識（時間・場所）

②記銘力（単語記銘）

③注意力（計算）

④言語能力

⑤実行機能

⑥空間構成能力

に類型化できます。

● 失点内容は認知機能低下の原因によってばらつきはありますが，代表的な認知症性疾患であるアルツハイマー型認知症などでは<u>時間の見当識と記銘力から失点</u>が始まることが多いです。

ワンポイント アドバイス

認知症の有無の判断の目安

● MMSEでは23〜24点，HDS-Rでは20点くらいが境界と考えられています（30点満点）。

3．認知症性疾患の原因疾患

● 認知症症状の原因となる疾患は多岐にわたります（表3）。

● アルツハイマー型認知症をはじめとする大部分の認知症症状を呈する疾患は，進行性で非可逆的な過程をたどります。

● 一般的に初期にはもの忘れに伴う生活上の障害が目立つのに対して，中等症では日常生活（着衣，入浴，慣れた家事の遂行など）に障害を認めることが多くなります。

表3 **認知症症状を呈する原因となる疾患（太字は比較的頻度の多い疾患）**

①脳血管障害（脳血管性認知症）	
脳出血，脳梗塞など	
②神経変性疾患	
ⅰ）**アルツハイマー型認知症（全体の半数以上と考えられる）**	
ⅱ）非アルツハイマー型認知症	**レビー小体性認知症**，**神経原線維変化型**，前頭側頭葉変性症，嗜銀顆粒性認知症，進行性核上性麻痺，大脳皮質基底核変性症
③そのほかの原因疾患	
ⅰ）**内分泌・代謝性中毒性疾患**	甲状腺機能低下症，下垂体機能低下症，ビタミン B_{12} 欠乏，ビタミン B_1 欠乏，ペラグラ，脳リピドーシス，ミトコンドリア脳筋症，肝性脳症，肺性脳症，透析脳症，低酸素症，低血糖症，アルコール脳症，薬物中毒など
ⅱ）感染性疾患	クロイツフェルト・ヤコブ病，亜急性硬化性全脳炎，進行性多巣性白質脳症，各種脳炎・髄膜炎，脳腫瘍，脳寄生虫，進行麻痺など
ⅲ）腫瘍性疾患	脳腫瘍（原発性，続発性），髄膜癌腫症など
ⅳ）外傷性疾患	**慢性硬膜下血腫**，頭部外傷後後遺症など
ⅴ）そのほか	**正常圧水頭症**，多発性硬化症，神経ベーチェット，サルコイドーシス，シェーグレン症候群など

- 認知症が高度になると，言語機能や排泄機能など成長期に獲得した基本的生活機能が失われます。
- 専門医との連携は，生活上の問題が顕在化する前の<u>なるべく早い時期に行う</u>ことが勧められます。

症例（続き）

経過3：入院後，服薬管理，食事，体重コントロールにより弁膜症に伴う心不全のコントロールは良好となった。病状説明と今後の相談のため遠隔地に居住する長男に来院してもらい，今後の相談をする機会を設けた。

面談に先立って長男が自宅を訪問すると，屋内はゴミだらけで食卓に要冷蔵の食材が放置され，冷蔵庫には消費期限切れの同じような食材が大量に詰め込まれているのを発見した。また居間の棚の引き出しから，かかりつけ医から処方されたと思われる大量の残薬が発見された。

このまま在宅に復帰することは再発リスクが高いと判断し，主治医から院内の退院支援チームに介入を依頼することとなった。同時に，長男に要介護認定の申請をお願いした。

認知機能低下のある患者の療養環境の調整でなにを検討するべきか？

- 認知機能に問題のある心不全患者の症状管理において，介護環境の調整は非常に重要なプロセスです。不十分な環境調整は心不全の予後悪化や再入院リスク上昇につながります。
- 病態の正確な把握や治療介入だけでなく，療養生活を支える介護スタッフへの橋渡しをすることも大切な役割です。
- 療養者が介護サービスを受けるためには，①<u>要介護認定の申請</u>（本人あるいは代理人）→②訪問調査・主治医意見書作成→③要介護認定作業→④介護計画の策定→⑤介護サービス提供という一連の過程が不可欠です。
- 認知機能障害を伴う心不全患者の療養においては，まず正確な認知機能評価に基づく<u>診療・介護連携体制の確立</u>が療養指導における第一歩であると理解するべきです。

認知機能に問題のある心不全患者の療養生活では専門家とどう連携するか？

- 世帯の高齢化，独居化が進むなかで日頃の生活状況の把握は難しくなりつつありますが，表4に示すちょっとした気づきをきっかけに簡易評価あるいは専門医への受診や専門家との連携につなげることが早めの対策・対応には重要です。

表4　家族が最初に気づいた症状

①同じことを言ったり聞いたりする	④置き忘れやしまい忘れが目立った
②ものの名前が出てこなくなった	⑤日課をしなくなった
③以前はあった関心や興味が失われた	⑥会話中「あれ」，「それ」が多くなる

- 認知症の最大の発症リスクが加齢である以上，高齢の心不全患者のうち相当数がなんらかの認知機能障害を有していると理解するべきです。
- かかりつけ医による最初の気づきが律速段階となって専門医へつなげるタイミングに幅が生じます。
- 介護保険の意見書の作成についてはかかりつけ医が行うことが原則ですが，認知機能上の問題が介護上占める割合によっては専門医に任せる場合もあります。

コミュニケーションと療養行動の工夫

- 心不全患者の療養において不可欠な要素は，基礎疾患の管理，自己管理（セルフチェック，栄養管理，服薬），身体活動性維持，心理面での支援，症状管理と定期受診など多岐にわたるため，認知機能に問題のある患者がそのすべてを自らで管理することは不可能です。
- 安定した療養生活を送るためには支援するスタッフとの良好なコミュニケーションが必須ですが，認知機能障害は言語や視覚を介した伝達手段の有効性にも大きく影響を与えるため，特段の配慮と工夫が必要です。
- 服薬管理能力は，認知機能低下のかなり早い段階において（具体的にはMMSEで20点前後）支障をきたすことがわかっています（図4）。
- 認知機能の問題のある高齢者に対しては，心理的に安定した在宅生活を送るうえで重要な注意事項があります（表5）。
- 心不全療養上の管理においては正確な認知機能の評価を行い，療養者本人にできることと補助が必要なことを明確にすることにより，支援体制を構築することが重要です（表5）。
- 心不全療養指導士においては，認知機能の的確な評価により療養に必要な支援内容を明確にし，介護スタッフとの緊密な協働により療養生活の安定を図る役割が期待されます。

図4　認知症の重症度と服薬管理

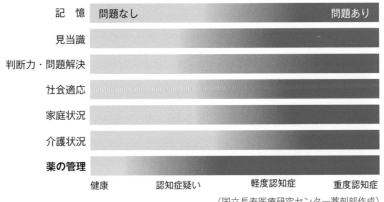

（国立長寿医療研究センター薬剤部作成）

表5 認知機能低下を呈する患者に接するうえでの心構え

① 「忘れて当たり前，間違って当たり前」が前提
② 子供扱いなど自尊心を傷つける接し方をしない
③ 失敗しても非を責めるような言動は厳に慎む
④ 行動がゆっくりだからといって急がせない
⑤ できることはできるだけ自分でしてもらう
⑥ 患者が周囲に受け入れられているという感覚
⑦ 介護者が1人で負担を抱え込まないようにする

ワンポイントアドバイス

認知機能低下を有する心不全患者における心不全療養指導士の役割
● 訪問看護スタッフの活用によるモニタリング
● 服薬アドヒアランス支援：訪問薬剤指導や訪問介護，内服の簡便化による通所サービス時の服用などの内服調整
● 脱水や感染など心不全増悪因子の好発季節における注意事項のスタッフ間での情報共有
● 症状変化時の連絡体制，受診の目安など介護スタッフと医療者との連携をコーディネート

■文献

1) Folstein MF, Folstein SE, McHugh PR : "Mini-mental state". A practical method for grading the cognitive state of patients for the clinician. J Psychiatr Res 12（3）: 189-198, 1975.
2) 加藤伸司，下垣 光，小野寺敦志，ほか：改訂長谷川式簡易知能評価スケール（HDS-R）の作成. 老年精神医学雑誌 2：1339-1347, 1991.

CHECK POINT
Q. 正しいものに○，誤っているものに×を付けましょう。

☐	1	結晶性知能は加齢による影響を受けにくい。
☐	2	高齢者の認知症は可逆的な認知機能の低下を特徴とする。
☐	3	一般的に認知症の初期において自ら病識を訴えることはまれである。
☐	4	認知症の有無は生活に支障をきたしているかどうかで判断される。
☐	5	軽度認知障害は認知症の前段階で年齢とともに確実に認知症に移行する。
☐	6	認知症の初期においては発症以前の昔の記憶は保持されている。
☐	7	認知機能の簡易評価スケールは認知症の診断のために開発された。
☐	8	アルツハイマー型認知症では時間の見当識と記銘力の低下が観察される。
☐	9	認知症を疑われる場合，専門医との連携はなるべく早い段階で行う。
☐	10	高齢者の服薬管理能力は認知機能低下の比較的早い段階で低下する。

（解答はp125参照）

練習問題

Q1 認知症の受療行動への影響について正しいものはどれか。1つ選べ。
a. 認知症の初期においては自ら病識を訴えることが多い。
b. 認知症は成長期の発達における問題が加齢に伴い顕在化したものである。
c. 認知症の問題が身体的な医学的問題で発覚することはしばしば経験する。
d. 認知症の発症リスクと加齢には関連は認めない。

Q2 認知機能の低下について誤っているものはどれか。1つ選べ。
a. 認知症によるもの忘れと年齢相応のもの忘れの境界は不明瞭である。
b. 認知症の初期において障害されるのは近時記憶である。
c. 認知症の有無の判断は生活状況（介護環境）により左右されやすい。
d. 軽度認知障害とは予防的介入により是正可能な認知機能低下の概念である。

Q3 認知機能の簡易評価方法について誤っているものはどれか。1つ選べ。
a. 認知機能簡易評価スケールはスクリーニングには有用な検査である。
b. 認知機能簡易評価スケールは検者間のばらつきが少なく，再現性が高い。
c. 認知機能簡易評価スケールは点数のみでなく，失点の内容も大切な情報である。
d. アルツハイマー型認知症患者の初期では場所の見当識の失点が多く認められる。

Q4 認知症の経過について正しいものはどれか。1つ選べ。
a. 大部分の認知症症状を呈する疾患は治療により可逆的経過をたどる。
b. 認知症の原因となる疾患はすべてが中枢神経系の疾患である。
c. 認知症が高度になると基本的な生活動作の遂行が困難になる。
d. 専門医との連携は問題行動が顕在化してからが適切である。

Q5 認知機能低下のある患者の療養について誤っているものはどれか。1つ選べ。
a. 世帯の高齢化，独居，無縁化が進み日常の生活状況の把握が困難になっている。
b. 同じことを繰り返し発言したり，探し物が多くなったら認知機能低下を疑う。
c. 心不全患者のうちの相当数が認知機能に問題を抱えていると理解すべきである。
d. 介護保険の主治医意見書はかかりつけ医に依頼することが必須である。

Q6 認知機能低下のある患者の療養行動の工夫について正しいものはどれか。2つ選べ。
a. 認知機能障害は言語や視覚を介した伝達手段に大きく影響を与えるため，特段の配慮が必要である。
b. 服薬管理能力は生活機能のうちでは比較的保たれる機能である。
c. 説明を理解できていないと判断されたら理解できるまで説明を尽くす。
d. 療養支援のために本人ができることと支援が必要なことを明確にする。

CHECK POINT解答 | 1 ○ | 2 × | 3 ○ | 4 ○ | 5 × | 6 ○ | 7 × | 8 ○ | 9 ○ | 10 ○

解 答 ・ 解 説

Q1 解答 **c**

[解説]
認知症はいったん正常に発達した認知機能が低下する状態のことで，加齢とともに発症リスクが増大します。初期は本人の病識がないか希薄なことが多く，周囲の早めの気づきが重要です。心不全など身体的な病態の悪化による入院などで初めて気づかれる場合も少なくありません。

Q2 解答 **d**

[解説]
軽度認知障害は認知症の前段階と考えられていますが，実際には経過とともに認知症に発展する場合と発展しない場合があります。一部の軽度認知障害においては予防的なアプローチ（運動や趣味，社会活動など）で認知機能の低下を防止あるいは緩和することが証明されています。

Q3 解答 **d**

[解説]
認知機能簡易評価スケールは認知症のスクリーニングには有効な手段ですが，認知症を診断するためのツールではありません。被検者の聴覚，視覚が質問内容の教示に答えられることを確認して実施すれば，検者間での評価のばらつきは比較的少なくできます。アルツハイマー型認知症の患者において早期に失点するのは時間の見当識と単語の再生（記銘力）です。

Q4 解答 **c**

[解説]
認知症の原因疾患は中枢由来のものが多いですが，一部栄養障害や代謝障害など全身性の原因も存在します。初期には記銘力や見当識の問題が目立ち，経過はおおむね非可逆的です。高度化すると排泄や移乗など基本的生活動作にも介助や見守りが必須となります。介入効果，療養環境の整備，意思決定という観点から早めの専門医との連携が勧められます。

Q5 解答 **d**

[解説]
独居や高齢者のみの世帯の増加で日常生活の把握がますます困難になっている状況では，身体疾患のみでなく認知機能への配慮が重要です。同じことを何度も話す，探しものが増えるなどちょっとした生活上のエピソードを外部の観察者が見過ごさない姿勢が重要です。介護保険申請の主治医意見書はかかりつけ医に依頼することが必須ではないので，作成を専門医に依頼することで介護に必要な認知面での問題を反映することが可能になることもあります。

Q6 解答 **a, d**

[解説]
認知機能障害の進行とともに意思の伝達手段が困難になる場合も多く，特に難聴を合併すると本人の理解が著しく低下することが多いです。服薬管理能力は早期から低下することが多く，服薬補助体制の整備は療養支援における重要な項目です。認知機能に問題がある療養者には説明を尽くして理解できるように努力するより，できることと支援が必要なことをその都度明確にして支援体制を構築することが重要です。

9 | 患者を支える家族を どう支援する？

平野美樹

この項目で押さえたいこと

1 療養指導の対象には，患者の最も身近な支援者である家族も含まれます。

2 家族は身体的・心理社会的疲労が蓄積し，介護負担感を抱いています。

3 家族の身体的・心理社会的機能と介護負担の程度を評価して支援を検討しましょう。

症例

患　者：Aさん。80歳代，女性（陳旧性心筋梗塞，心房細動，高血圧症，慢性心不全）。
家族について：
- 60歳代の息子Bさんと二人暮らし
- Bさんは教師で1年前に定年退職し，その後はAさんの介護が生活の中心になっている
- Bさんは責任感が強い性格で，定年退職まで真面目に教師を勤め上げた
- Bさんの趣味は山登り

経　過：Aさんは2年前，心筋梗塞を契機に急性心不全を発症し治療のため2カ月程度入院した。その後もたびたび，慢性心不全の急性増悪をきたして入退院を繰り返している。Aさんの日常生活動作は保たれており，「息子におんぶにだっこじゃボケちゃうよ」と，毎日元気な頃と同じように家事全般をこなしてしまう。もともと農家で自宅の敷地内に畑があり，今でも野菜を育てるのが生きがいで，近所の友人にお裾分けするのが日課になっている。Bさんによると，「母は2年前に入院した後からもの忘れが始まって，薬を飲み忘れることが結構ある。昔から働き者で動いていないとダメな性分なんです。ときどき肩で息してるから，休むように声をかけています」という。Bさんも高血圧症を患っており，外来通院中である。

患者を支援する家族をどうとらえるか？

- 家族が身体的・心理社会的問題を抱えている場合や，介護に伴い家族自身の日常生活が制限されたり社会的サポートが不足していたりすると，介護負担感は増大します。
- 患者だけでなく，家族の身体的・心理社会的機能や介護負担感の程度について評価し，支援を検討していきましょう[1]。

1．身体的評価

- 患者を支援する家族は，より多くの時間とエネルギーを必要とするため，介護者が身体的に健康でなければ患者を支援することは困難です。
- 介護者の健康問題の有無はもちろん，QOL尺度を使用して健康状態を評価します。

2．精神的評価

- 患者を支援する家族は，疾患管理やセルフケアを支援することへの疲労に加え，突然死に対する恐怖や，いつ起こるかわからない症状増悪に対する不安を抱きやすい状態にあります。
- 介護者の抑うつや不安の程度を客観的に評価します。

3．社会的評価

- 患者と家族との関係性が悪いことや社会的孤立・貧困は介護負担を増大させます。
- 患者と家族との関係の質や社会的孤立について客観的に評価します。
- 経済的困窮の有無および支援の必要性について確認します。

4．介護負担

- 心不全患者の家族は，複雑な治療や疾病管理に戸惑い，長期にわたって繰り返される症状の増悪と寛解に翻弄され，身体的・心理社会的疲労が蓄積し介護負担感を抱いています。
- 介護に費やす時間や介護量の多さ，他者からのサポートが得られないことなどが介護負担を増大させます。
- 介護負担の程度を客観的に評価し，介護負担増大に関連する要因をアセスメントします。

必須知識 介護者の身体的・心理社会的機能および介護負担を評価する尺度

■ 各評価尺度の使用例を示します（表1）[2]。

表1 介護者の身体的・心理社会的機能および介護負担評価尺度の使用例

評価項目	尺　度
①介護に対する評価	
介護負担	• Zarit 介護負担尺度 日本語版 全22項目で，身体的，心理的，経済的負担を統括して介護負担を測定できる • Dutch Objective Burden Inventory 日本語版 全50項目で，どの程度心不全患者にケアを提供しているか客観的に測定できる
②身体的側面	
健康および QOL	• SF-36 v2（MOS 36-Item Short-Form Health Survey）日本語版 ある疾患に限定した内容ではなく，健康についての万人に共通した概念のもとに全36項目から構成されており，さまざまな疾患の患者や，病気にかかっていない健康な人のQOLを測定できる。質問項目が12または8項目の短縮版もある
③精神的側面	
不安，抑うつ	• HADS（Hospital Anxiety and Depression Scale）日本語版 全14項目で，不安と抑うつの両方が測定できる • CES-D（The Center for Epidemiologic Studies Depression Scale） 一般人におけるうつ病の発見を目的とした，全20項目の自己評価尺度である • 新版 STAI（State-Trait Anxiety Inventory-Form JYZ）状態・特性不安尺度 不安測定の質問紙として信頼性の高い英語版「STAI-Y」に改良を重ね，日本の文化的要因を考慮して開発された状態-特性不安尺度である
④社会的側面	
ソーシャルネットワーク	• Lubben Social Network Scale 短縮版（LSNS-6）日本語版 高齢者のためのソーシャルネットワーク尺度であり，高齢者のネットワークで重要と考えられる家族および友人関係の質を詳細に測定できる

注：あくまで使用の1例で，介護者の全人的機能や介護負担を評価する尺度は国内外に多数あるため，目的に応じて尺度を選択し評価していく。

（文献2より転載）

男性介護者の特徴

●近年，家族の小規模化や女性の社会進出に伴って男性介護者が増えています。男性介護者は慣れない家事や介護に困惑し，女性に比べて介護に対する困難感を抱きやすい傾向にあります（図1）。

図1 症例の家族像

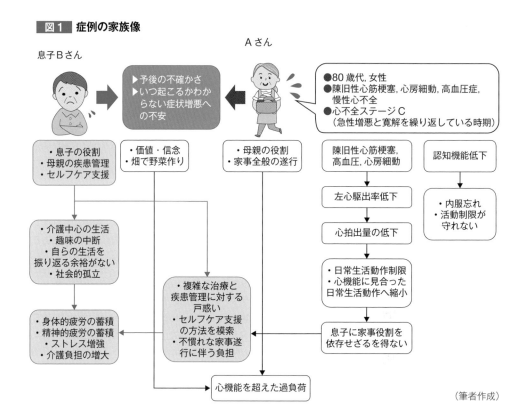

（筆者作成）

実際に家族をどう支援するか？（表2）

１．まず症例からＡさんの心不全ステージ分類を読み解いてみよう！

● 「Ａさんは2年前，心筋梗塞を契機に急性心不全を発症し治療のため2カ月程度入院した。その後もたびたび，慢性心不全の急性増悪をきたして入退院を繰り返している」
☞ Ａさんは，「ステージＣ（心不全ステージの慢性心不全の急性増悪反復の時期）」の段階にあることがわかります。

２．「心不全ステージの慢性心不全の急性増悪反復の時期」における家族の課題は？

● 再入院予防に必要な療養行動の見直しと再構築。

● 症状増悪や突然死への不安と回復への期待というアンビバレントな感情への対処。

● 自らの生活様式の変化に伴う社会的孤立。

● 不確かな予後を見据えての治療選択に対する意思決定支援または代理意思決定。

表2 Aさんの心不全ステージを踏まえたBさんの課題と支援

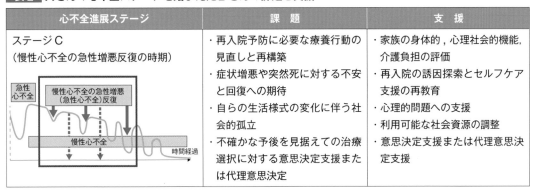

心不全進展ステージ	課　題	支　援
ステージC （慢性心不全の急性増悪反復の時期） 急性心不全　慢性心不全の急性増悪（急性心不全）反復 慢性心不全　時間経過	・再入院予防に必要な療養行動の見直しと再構築 ・症状増悪や突然死に対する不安と回復への期待 ・自らの生活様式の変化に伴う社会的孤立 ・不確かな予後を見据えての治療選択に対する意思決定支援または代理意思決定	・家族の身体的，心理社会的機能，介護負担の評価 ・再入院の誘因探索とセルフケア支援の再教育 ・心理的問題への支援 ・利用可能な社会資源の調整 ・意思決定支援または代理意思決定支援

3．「心不全ステージの慢性心不全の急性増悪反復の時期」における家族の支援は？

①家族の身体的・心理社会的機能，介護負担の評価

● 家族の身体的・心理社会的機能および介護負担感は，心不全の病みの軌跡と同様に変化するため，経時的に評価していくことが必要です。

②再入院の誘因探索とセルフケア支援の再教育

● 入院前の生活を患者と家族と丁寧に振り返り，心不全増悪をきたした誘因を探しましょう。

● 心不全の増悪因子が療養上の問題であれば，実施可能なセルフケア行動について患者と家族とともに考え，改めて指導していきます。

③心理的問題への支援

● 療養生活のなかで抱く家族のさまざまな感情を引き出し，理解を示すことが重要です。

● 悩みごとは1人で抱え込まず，相談できる身近な人はいないか一緒に探しましょう。

● 不安や抑うつ傾向が強い場合は，心療内科など専門医への受診を提案します。

④利用可能な社会資源の調整

● 介護のために自らの生活様式の変更を余儀なくされ，社会活動に参加できない家族の介護負担感は増大します。

● 家族の休養やQOLの確保を目的に，レスパイト入院やショートステイなど，利用可能な社会資源を提案し調整します。

⑤意思決定支援または代理意思決定支援[1]

● 患者が意思決定するうえで，家族が果たす役割を評価します。

● 家族が困ったときに，いつでも医療者に相談できる関係性を構築しましょう。

● 家族が望む情報提供や支援内容を聴取し，適宜多職種と連携して丁寧に対応します。

**ワンポイント
アドバイス**

代理意思決定時のポイント[3]

① 家族が患者の意思を推定できる場合

その推定意思を尊重し，患者にとっての最善の治療方針をとることを基本とします。

② 家族が患者の意思を推定できない場合

患者にとってなにが最善であるか家族と十分に話し合い，患者にとって最善の治療方針をとることを基本とします。

③ 家族がいない場合および家族が判断を医療ケアチームに委ねる場合

患者にとっての最善の治療方針をとることを基本とします。

■文献

1）日本循環器学会編：心不全療養指導士認定試験ガイドブック 改訂第2版. 南江堂，2022，東京，p237-240.
2）眞茅みゆき編：進展ステージ別に理解する心不全看護. 医学書院，2020，東京，p180-186.
3）眞茅みゆき編：早期から始める心不全のトータルケア 長期の療養を支え最期までQOLを維持するための看護. 看護技術（臨増）64（12）：122-126，2018.

CHECK POINT Q. 正しいものに○，誤っているものに×を付けましょう。

☐	1	患者を支援する家族に対し，セルフケア支援など療養指導を行う必要はない。
☐	2	介護により家族自身の日常生活が制限されると，介護負担感は増大する。
☐	3	心不全患者の家族は，突然死への恐怖や症状増悪への不安を抱きやすい。
☐	4	男性介護者は，女性に比べて介護に対する困難感を抱きにくい。
☐	5	心不全患者だけでなく，家族の身体的・心理社会的機能と介護負担の有無を評価したうえで，必要な支援を検討していく。

（解答はp133参照）

練習問題

Q1 心不全患者を支える家族について正しいものはどれか。1つ選べ。
a. 在宅療養中の心不全患者は，必要な療養行動をすべて自分で実施できるため，家族はほとんど支援していない。
b. 心不全患者を支える家族は，介護負担感を抱いていない。
c. 心不全患者を支える家族は，心不全患者の療養生活が長期間に及ぶことによる身体的・心理社会的疲労が蓄積している。
d. 心不全患者を支える家族は，突然死に対する恐怖や，いつ起こるかわからない症状増悪に対して，心構えができている

Q2 心不全患者を支える家族の役割として誤っているものはどれか。1つ選べ。
a. 日常生活活動と心理社会的支援。
b. セルフケアの維持と改善。
c. 退院後のケア調整や意思決定支援を含めた医療機関との連携・調整。
d. 患者にかかわる多職種との連携・調整。

Q3 心不全患者を支える家族の身体的・心理社会的機能および介護負担感の評価について誤っているものはどれか。1つ選べ。
a. 患者を支援する家族はエネルギーを必要とするため，家族の健康問題の有無や，QOL尺度を使用して健康状態を評価する。
b. 患者を支援する家族は，突然死に対する恐怖や症状増悪に対する不安を抱きやすいため，家族の不安や抑うつの程度を客観的に評価する。
c. 患者と家族との関係の質や社会的孤立および経済状況について評価する必要はない。
d. 家族の身体的・心理社会的機能および介護負担感は，心不全の病みの軌跡と同様に変化するため経時的に評価していく。

Q4 家族への意思決定支援および代理意思決定支援について誤っているものはどれか。1つ選べ。
a. 患者が意思決定するうえで家族が果たす役割を評価する。
b. 家族がいつでも医療者に相談できるよう，家族との関係性を構築する。
c. 家族が患者の意思を推定できない場合は，家族の意思を尊重する。
d. 家族が医療ケアチームに判断を委ねる場合は，患者にとっての最善の治療方針をとる。

CHECK POINT解答 | 1 × | 2 ○ | 3 ○ | 4 × | 5 ○

解答・解説

Q1 解答 **c**

[解説]
心不全患者だけでは必要な療養行動を遂行することが難しいため，主に家族が支援または代行する必要があります。心不全患者の家族は，複雑な治療や疾病管理に戸惑い，長期にわたって繰り返される症状の増悪と寛解に翻弄され，身体的・心理社会的疲労が蓄積し介護負担感を抱いています。

Q2 解答 **d**

[解説]
心不全患者を支援する家族の役割は，日常生活活動の支援，心理社会的支援，セルフケアの維持と改善，退院後のケア調整や意思決定支援を含めた医療機関との連携・調整などです。心不全患者にかかわる多職種との連携および調整は，看護師の役割です。

Q3 解答 **c**

[解説]
患者と家族との関係性が悪いことや社会的孤立，および貧困は介護負担を増大させるため，患者と家族との関係の質や社会的孤立，経済的困窮の有無と支援の必要性について評価していきます。

Q4 解答 **c**

[解説]
家族が患者の意思を推定できない場合は，患者にとってなにが最善かを家族と十分に話し合い，患者にとって最善の治療方針をとることを基本とします。

10 心不全の緩和ケアを どう実践する？

柴田龍宏

 この項目で押さえたいこと

1 エンド・オブ・ライフケアは緩和ケアの一部であり，緩和ケアには死が避けられないかわからない状態のケアも含まれます。

2 心不全の緩和ケアでは予後ではなく，患者・家族のニーズの有無によって介入を考える視点をもつことが重要です。

3 基本的緩和ケアを心不全の標準的治療・ケアの1つとして常に念頭におき，困難な問題については適宜緩和ケアの専門家と協働しましょう。

4 アドバンス・ケア・プランニング（ACP）の目的は Do Not Attempt Resuscitation（DNAR）の方針を決定するようなことではなく，患者の意向に沿った医療・ケアを実現することです。

5 ニーズに基づいた緩和ケア介入のためには，患者の包括的症状評価が重要です。

6 適切な治療が症状緩和に有効であることが，心不全患者の特徴です。

7 終末期心不全における身体症状は，心不全自体に由来する症状（呼吸困難，倦怠感，易疲労感など）だけでなく，併存症や全身状態や治療の副作用に伴う症状なども認めます。

8 呼吸困難に対してはまず心不全治療の調整を最大限検討しますが，治療抵抗性の症状の場合は少量のオピオイド使用を含めた対応を検討します。

9 終末期における緩和的鎮静については，倫理的妥当性を多職種で話し合ったうえで相応性を判断することが重要です。

症例
1

患　者：70歳代，男性。

既往歴：40歳代から高血圧，2型糖尿病に対する治療歴がある。60歳代で急性心筋梗塞を発症し，急性期には大動脈バルーンパンピング（IABP）および人工呼吸器管理による集中治療を受けた。その後は慢性心不全（LVEF 28%），慢性腎臓病（ステージG4）などに対する薬物治療を継続してきたが，直近1年間で2回の心不全増悪入院があった。

現病歴・経過：今回過労と感染を契機とした心不全増悪で入院し，ドブタミンや静注利尿薬の使用によって改善し，約4週間の入院治療を経て明日退院予定である。

社会的背景：自営業で同年代の妻（膝関節症で杖歩行）と二人暮らし。同じ市内に長女夫婦と小学生の孫2人，70km離れた都市圏に長男夫婦が居住している。体力の低下を実感しており，今後仕事を続けられるか不安に思っている。

問題点をどうとらえ，緩和ケアをどう進める？

- 緩和ケアの本質は，患者/家族らの生活の質（QOL）を損なっている問題を「抽出」し，「整理」することです。
- 抽出すべき問題点は大きく分けて2つあります。すなわち，意思決定にまつわる問題と全人的苦痛に関する問題です（図1）。
- 本症例の患者にはどのような意思決定の問題があるでしょうか？　また，どのような全人的苦痛を抱えているでしょうか？

図1 **心不全患者における緩和ケアの提供体制**

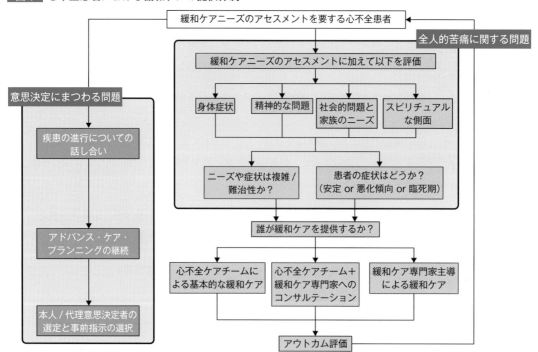

（Sobanski PZ, et al：Cardiovasc Res 116：12-27, 2020 より改変して転載）

緩和ケア＝エンド・オブ・ライフケアではない!?

- 患者の人生の豊かさを考えるためには，「命の長さ（≒治療が追い求めるもの）」と「QOL（≒緩和ケアが追い求めるもの）」の双方の視点が必要です。
- エンド・オブ・ライフケアはあくまで緩和ケアの一側面にすぎず，緩和ケアには死が避けられないかわからない状態のケアも含まれます（図2）[1]。
- 上記に示した意思決定にまつわる問題と全人的苦痛に関する問題には，どの心不全ステージの患者であっても直面する可能性があります。
- そのため，心不全と診断されたときから治療・ケアの1つとして緩和ケアを常に念頭におき，理想的には病態の進行に合わせて適宜比重を増していく形での実践が望まれます（図3）。

図2 エンド・オブ・ライフケアと緩和ケアの違い

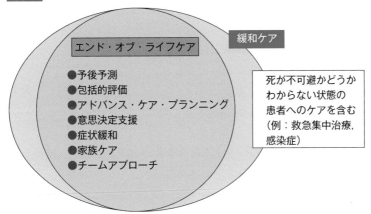

（日本循環器学会/日本心不全学会合同ガイドライン：2021年改訂版 循環器疾患における緩和ケアについての提言. 2021. https://www.j-circ.or.jp/cms/wp-content/uploads/2021/03/JCS2021_Anzai.pdf〔2023年1月閲覧〕より許諾を得て掲載）

図3 心不全治療と緩和ケアの共存

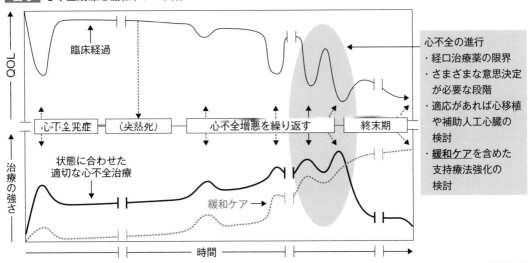

（Allen LA, et al：Circulation 125：1928-1952, 2012 より転載）

- 「生命を脅かす病に関連する問題に直面している患者とその家族の QOLを，痛みやそのほかの身体的・心理社会的・スピリチュアルな問題を早期に見出し的確に評価を行い対応することで，苦痛を予防し和らげることを通して向上させるアプローチ」

②全人的苦痛

- 近代ホスピスの母である英国のシシリー・ソンダースが提唱した概念です。
- 患者の抱える苦痛や苦悩を，身体的苦痛という一側面だけでなく，精神的苦痛や社会的苦痛，スピリチュアルな苦痛を含めた総体としてとらえることを意味します。

緩和ケア介入のタイミングはニーズが決める！

- 図3のように突然死の危険性を伴いながら増悪緩解を繰り返す心不全の病みの軌跡のなかで，正確な予後予測は容易ではありません。
- もちろん，予後予測を考えることはとても大事です。
- 正確な予後予測には限界があることを伝えたうえで，将来の見通しや人生の最終段階に至る時期の予測範囲を示し，共有することは，アドバンス・ケア・プランニング（ACP）において重要な意味をもちます。
- しかし，予後ばかりに注目して介入タイミングを考えていると，緩和ケアの本質や提供タイミングを見誤ってしまうことがあります。
- そのため，予後ではなく，患者・家族の「ニーズ」の有無によって緩和ケアの介入を考える視点をもつことが重要です。

ニーズのアセスメントはどう行う？

- 緩和ケアニーズを知るためには全人的苦痛のアセスメントが必要です（図1）。
- アセスメントを行うタイミングは，図4のように大きく分けて3つあります。
- このなかで最も重要なのは心不全入退院時でしょう。本症例の患者もまさにアセスメントを行うタイミングだと考えられます。
- 症状が安定していても年に1回程度はアセスメントをすることがお勧めです。

図4　緩和ケアニーズのアセスメントを行うきっかけ

①心不全の病みの軌跡が大きく変化するとき	②心不全定期フォローアップ時（少なくとも年1回）や併存症に変化があったとき	③患者・家族に関連する因子
心不全入退院時　／　侵襲的治療を検討するとき 心肺停止蘇生後　／　心不全の明らかな進行		話し合いへの希望　／　介護者負担の増加周囲環境の変化 ケアチームからの要請　／　セルフケア能力の低下

（Sobanski PZ, et al : Cardiovasc Res 116 : 12-27, 2020 を基に筆者作成）

- 心不全患者にとってセルフケアはとても重要です。逆にいえば，"セルフケアが自分でできなくなってきた"というのは大事なアセスメントのタイミングといえます。
- 患者の主観的な苦痛アセスメントを行うためには，患者報告アウトカム尺度（PROMs）が用いられます。
- 代表的なPROMsとしてエドモントン症状評価システム改訂版（Edmonton Symptom Assessment System Revised：ESAS-r），Integrated Palliative Care Outcome Scale（IPOS）などが知られています。
- アセスメントの結果を基に問題点の整理を行い，苦痛症状や社会的問題，精神心理的問題などに対する多職種サポートや，必要な意思決定支援・ACPを考えていきましょう。

ワンポイントアドバイス

Integrated Palliative care Outcome Scale（IPOS）[2]（図5）

- 代表的なPROMsであり，世界的に標準的な尺度として利用されています。
- 「身体症状」，「不安や心配，抑うつ」，「スピリチュアリティ」，「患者と家族のコミュニケーション」，「病状説明の十分さ」，「経済的，個人的な気がかりに対する対応」から構成されます。
- 症状だけでなく社会的側面，スピリチュアルな側面なども含むことが特徴です。また，患者による主観評価用だけでなく，医療スタッフによる代理評価用のバージョンもあります。
- 利用にあたっては，https://pos-pal.org/maix/ への登録が必要です。

図5 IPOS患者版

この回答は，あなたと他の患者さんのケアの向上のために役立てられます。ご協力ありがとうございます

Q1. この7日間，主に大変だったことや気がかりは何でしたか？
1. ....
2. ....
3. ....

Q2. 以 q1 下はあなたが経験したかもしれない症状のリストです。それぞれの症状について，この7日間，どれくらい生活に支障があったか最もよく表しているものに一つだけチェックしてください

	全く支障は なかった	少しあった （気にならな かった）	中くらい あった （いくらか支 障がでた）	とても あった （大きな支障 がでた）	耐えられない くらいあった （他のことを考え られなかった）
痛み	0 ☐	1 ☐	2 ☐	3 ☐	4 ☐
息切れ（息苦しさ）	0 ☐	1 ☐	2 ☐	3 ☐	4 ☐
力や元気が出ない感じ（だるさ）	0 ☐	1 ☐	2 ☐	3 ☐	4 ☐
吐き気（吐きそうだった）	0 ☐	1 ☐	2 ☐	3 ☐	4 ☐
嘔吐（実際に吐いた）	0 ☐	1 ☐	2 ☐	3 ☐	4 ☐
食欲不振	0 ☐ （通常の食欲）	1 ☐	2 ☐	3 ☐	4 ☐ （食欲が全くない）
便秘	0 ☐	1 ☐	2 ☐	3 ☐	4 ☐
口の痛みや渇き	0 ☐	1 ☐	2 ☐	3 ☐	4 ☐
眠気	0 ☐	1 ☐	2 ☐	3 ☐	4 ☐
動きにくさ	0 ☐	1 ☐	2 ☐	3 ☐	4 ☐

上記以外の症状があれば記入し，この7日間，どれくらい生活に支障があったか一つだけチェックしてください

1. _____	0 ☐	1 ☐	2 ☐	3 ☐	4 ☐
2. _____	0 ☐	1 ☐	2 ☐	3 ☐	4 ☐
3. _____	0 ☐	1 ☐	2 ☐	3 ☐	4 ☐

この7日間についてお聞きします

	全くなし	たまに	ときどき	たいてい	いつも
Q3. 病気や治療のことで不安や心配を感じいましたか？	0 ☐	1 ☐	2 ☐	3 ☐	4 ☐
Q4. 家族や友人は，あなたのことで不安や心配を感じていた様子でしたか？	0 ☐	1 ☐	2 ☐	3 ☐	4 ☐
Q5. 気分が落ち込むことはありましたか？	0 ☐	1 ☐	2 ☐	3 ☐	4 ☐

（p141に続く）

図5 IPOS患者版（続き）

	いつも	たいてい	ときどき	たまに	全くなし
Q6. 気持ちは穏やかでいられましたか？	0 ☐	1 ☐	2 ☐	3 ☐	4 ☐
Q7. あなたの気持ちを家族や友人に十分にわかってもらえましたか？	0 ☐	1 ☐	2 ☐	3 ☐	4 ☐
Q8. 治療や病気について，十分に説明がされましたか？	0 ☐	1 ☐	2 ☐	3 ☐	4 ☐

	全て対応されている／問題がない	大部分対応されている	一部対応されている	ほとんど対応されていない	全く対応されていない
Q9. 病気のために生じた，気がかりなことに対応してもらえましたか？（経済的なことや個人的なことなど）	0 ☐	1 ☐	2 ☐	3 ☐	4 ☐

	自分で	友人や家族に手伝ってもらって	スタッフに手伝ってもらって
Q10. どのようにしてこの質問票に答えましたか？	☐	☐	☐

この質問票について心配なことがあれば，医師や看護師に伝えてください

（IPOS患者用7日間版（日本語版）. http://plaza.umin.ac.jp/pos/frame.html〔2023年1月閲覧〕より転載）

心不全におけるACPはどう行う？

- 緩和ケアで抽出すべきもう1つの問題は，意思決定にまつわる問題です（図1）。
- 厚生労働省の「人生の最終段階における医療・ケアの決定プロセスに関するガイドライン」（図6）[3]では，本人による意思決定を基本とし，ACPを行うことの重要性が強調されています。
- ACPは意思決定能力が低下する前に，患者が望む治療と生き方を代理意思決定者，医療者と共有し，事前に対話しながら計画するプロセス全体を示します。
- "いざというときの話"となると，Do Not Attempt Resuscitation（DNAR）の話などに目がいきがちですが，ACPの目的はそこではありません。
- ACPは患者の価値観を治療に反映させることが最大の目的です。
- 人生と医療の両方に対する希望やゴールを明確化し，「なぜその選択をするのか？」という患者の根底にある価値観やそこに至るまでのプロセスを共有することが重要です。

ACPでは病みの軌跡の共有が重要

- ACPのプロセスにおいては，まずは心不全という疾患に関する正しいイメージを共有することが重要です。
- 心不全の病みの軌跡（図3）を日常的に使用しながら療養指導を行うことで，今後予測される経過をビジュアルイメージとして共有することができます。

図6 人生の最終段階における医療・ケアの決定プロセスに関するガイドラインにおける意思決定支援や
方針決定の流れ

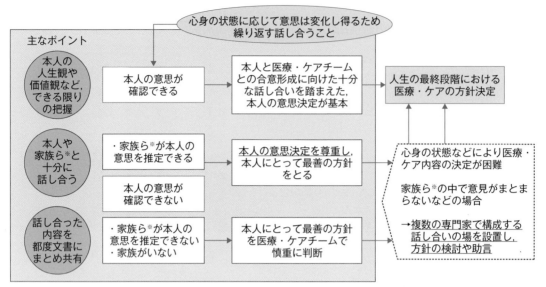

※本人が自らの意思を伝えられない状態になる可能性があることから，話し合いに先立ち特定の家族らを自らの意思を推定する
　者として前もって定めておくことが重要である。
※家族らには広い範囲の人（親しい友人ら）を含み，複数人存在することも考えられる。
（厚生労働省：人生の最終段階における医療・ケアの決定プロセスに関するガイドライン（平成30年3月改訂）．2018より転載）

- ACPはどの心不全ステージで始めてもよいですが，病状が進行するにつれてその内容はより深く，"いざというとき"に備えた具体的なものになっていきます（図7）。
- 図4に示した緩和ケアのアセスメントを行うタイミングは，そのままACPを導入する／見直すタイミングだと考えましょう。
- 予後や治療手段の話は医師がすることが多いと思いますが，それ以外の内容については医師以外の医療従事者もACPの重要な担い手になるでしょう。

ACPは繰り返し行うもの

- ACPの話し合いでは1つひとつの治療手段の是非ではなく，患者の価値観に沿った<u>ゴール</u>を目指すためになにが必要かという視点で話し合いましょう。
- 患者にとっての最善のゴールは患者自身の価値観に基づくものであり，個別性が高いものです。
- ACPは時間経過や病状のなかで変わりゆくものです。一度決めたことが絶対ではありません。その変化に寄り添うことが重要です。
- 一度のACPであらゆることを話し合う必要はありません。日々の診療のなかで価値観や病状の理解などを少しずつ共有することもACPです。
- ただし，予後や"もしものとき"のことなど，より具体化したACPの内容を話すときには必ず「心の準備」を確認することが大切です。
- 話し合いのなかで患者側から感情的な反応をみせた場合は，必ずその感情に反応しましょう。それがお互いの信頼を深めるきっかけになります。

図7 心不全多職種疾病管理と緩和ケアの統合

心不全の進行 →

身体的サポート	予後改善のための心不全治療（標準的薬物治療，侵襲的治療など） 身体症状緩和（痛み，呼吸困難，倦怠感，不眠，食欲不振，治療に伴う副作用） 代替医療（患者の希望に応じて） 心臓リハビリテーション，栄養管理
心理社会的サポート	生活の質（QOL）の向上を目指す視点 社会環境調整（保険，医療費補助など）　　　　　　　　　　社会環境調整（在宅医療など） スピリチュアルケア 抑うつ，不安への対処
コミュニケーション	チーム間の情報共有と患者-医療者間の誠実でオープンな関係性の維持 Shared descision making，ケアのゴールに関する話し合い 罹患疾患に対する理解の確認　　　　　　予後に対する話し合い（患者の希望に合わせて） 死への恐怖や気がかりへの対処
ACP	患者自身の希望や価値観の共有，代理意思決定者の選定　　患者の希望やケアの目標の話し合い 終末期に関する話し合い（療養場所や蘇生に関する希望， 症状緩和，治療の差し控え，デバイスの停止など）
心不全患者教育	セルフケア教育（服薬アドヒアランス，食事療法，運動療法） 心不全の「病みの軌跡」の特徴に対する理解
介護者のケア	患者と介護者の関係性の構築，患者の意思の共有 介護者の疲労やバーンアウトの回避 経済的損失の回避 グリーフケア

（Fendle TJ, et al：Heart Fail Clin 11：479-498, 2015 を基に筆者作成）

ワンポイント アドバイス

ACPは患者がその人らしく生き抜くための話し合い

● ACPは暗い話ではありません。その人らしく人生を生き抜くための前向きな話し合いです。「最もよい経過を期待しているのですが，"もしも"の場合にも備えておきませんか？」というスタンスを心がけましょう。終末期の話し合いを「強制」してはいけません。ACP後の精神心理的フォローも忘れずに行いましょう。

症例 2

患　者：70歳代，女性。

既往歴：拡張型心筋症（LVEF 21%）で10年来の加療歴があり，5年前に両心室ペーシング機能付き植込み型除細動器（CRT-D）の植込みが行われた。

経　過：重症僧帽弁閉鎖不全症，慢性腎臓病（ステージG4）もあり，適切な心不全治療薬の投与やセルフケア，心臓リハビリテーションなどを行っているにもかかわらず，特に誘因なくこの1年間で3回目の心不全増悪入院となった。ドブタミン5γ＋ドパミン3γ＋フロセミド240mg/日の投与下でも血行動態は改善せず，徐々に呼吸困難と身のおきどころのない倦怠感，そして長期臥床と廃用症候群に伴う強い腰痛が増強してきている。

心不全の症状緩和をどう考える？

- 本症例では終末期心不全の症状として呼吸困難や倦怠感があり，廃用症候群や腰痛なども目立っています。植込み型除細動器があり，除細動器機能の停止についても議論が必要でしょう。抑うつや不安，不眠なども隠れているかもしれません。心不全の増悪によって社会的役割の喪失や無力感などを抱えている可能性もあります。
- 心不全患者が経験する苦痛症状には，心不全自体に由来する症状（呼吸困難，倦怠感，易疲労感など）だけでなく，併存症（筋骨格系の痛みなど），全身状態や治療の副作用に伴う症状（廃用症候群，悪心，便秘，抑うつ，不安，睡眠障害，せん妄など）があります。
- 心不全治療そのものが症状緩和につながることが心不全緩和ケアの特徴です。
- しかし，ガイドラインに基づいた適切な心不全治療にもかかわらず持続する症状に対しては緩和ケア的アプローチの追加が検討されます。
- まずはPROMsによる全人的苦痛の評価を行いましょう（p139参照）。

症状緩和に対する薬物治療の実際

- 呼吸困難は心不全の中心的な症状です。まず肺うっ血に対する治療（利尿薬や血管拡張薬，強心薬など）を最大限検討しますが，心不全治療抵抗性の症状の場合は，少量のオピオイド使用を含めた対応を検討します。
- オピオイドは特に頻呼吸の患者に対して有効なことが多く，症状や呼吸回数をみながら適宜増減を行います。
- 心不全は高齢者や慢性腎臓病患者が多いため，腎代謝のモルヒネを使用する場合は副作用と過量投与に注意し，必ず低用量（2.5〜5mg/日）から使用しましょう（表1）。
- オピオイドは一度始めたら中止できない薬ではありません。心不全の状態が改善して不要になれば漸減中止が可能です。
- 身のおきどころのない著明な倦怠感など，薬物抵抗性でほかの方法で緩和できない耐えがたい苦痛を有する患者に対しては，症状緩和のための鎮静が検討されることがあります。

表1 オピオイドの副作用

投与初期によく生じるもの	発生が少ないもの
嘔気・嘔吐 眠気 めまい・ふらつき せん妄	神経毒性 ・ミオクローヌス ・アロディニア ・痛覚過敏 ・認知機能障害 ・幻覚 発汗 かゆみ（瘙痒感）
投与継続中によく生じるもの	
便秘 嘔気・嘔吐 口腔内乾燥	
投与継続中に生じる可能性があるもの	**まれなもの**
視床下部 - 下垂体系の抑制 免疫系の抑制	呼吸抑制 精神的依存

（Twycross Rほか：トワイクロス先生のがん緩和ケア処方薬—薬効・薬理と薬の使い方. 医学書院, 2013, p.334
より転載）

- 鎮静薬はオピオイドとは異なり，苦痛緩和のために患者の意識レベルを意図的に落とすことが目的であり，開始後に中止することはまれです。そのため，開始にあたってはより慎重な判断が必要です。
- 患者の価値観と状況の相応性を踏まえ，必ず倫理的妥当性について多職種でカンファレンスを行ったうえで，苦痛が緩和されるだけの最小限の鎮静薬投与を検討します（図8）。

図8 治療抵抗性の耐えがたい苦痛に対しての鎮静薬の投与

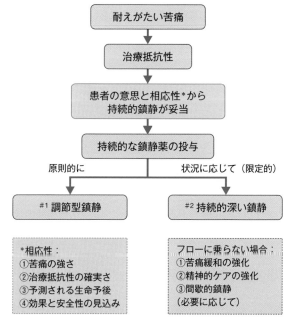

	メリット	デメリット
#1 調節型鎮静	コミュニケーションできる可能性がある	苦痛緩和が十分に得られない可能性がある
#2 持続的深い鎮静	確実な苦痛緩和が得られる可能性が高い	コミュニケーションできなくなる

（日本緩和医療学会ガイドライン統括委員会編：がん患者の治療抵抗性の苦痛と鎮静に関する基本的な考え方の手
引き 2018年版. 金原出版, 2018より改変して転載）

全人的苦痛の評価の注意点

●身体的苦痛の評価を最優先に行います。これは身体的苦痛が緩和されないこと自体が，そのほかの苦痛を悪化させる要因であることや，アセスメント自体が困難となるためです。また，多くの患者は苦痛を感じていても自発的に訴えないことがあるため，医療者が積極的に苦痛の有無について評価することが重要です。

■文献

1）日本循環器学会 / 日本心不全学会合同ガイドライン：2021 年改訂版 循環器疾患における緩和ケアについての提言. 2021.
https://www.j-circ.or.jp/cms/wp-content/uploads/2021/03/JCS2021_Anzai.pdf〔2023 年 1 月閲覧〕

2）Sakurai H, Miyashita M, Imai K, et al : Validation of the Integrated Palliative care Outcome Scale（IPOS）-Japanese Version. Jpn J Clin Oncol 49（3）: 257-262, 2019.

3）厚生労働省：人生の最終段階における医療・ケアの決定プロセスに関するガイドライン 2018.
https://www.mhlw.go.jp/file/04-Houdouhappyou-10802000-Iseikyoku-Shidouka/0000197701.pdf〔2023 年 1 月閲覧〕

CHECK POINT Q. 正しいものに○，誤っているものに×を付けましょう。

☐	1	緩和ケアは終末期患者の尊厳死の実現に焦点を絞ったアプローチである。
☐	2	心不全の緩和ケアの提供にあたっては，正確な予後の推定が必須である。
☐	3	すべての心不全医療従事者は，専門的な緩和ケアも含めて自身ですべて対応できるようになる必要がある。
☐	4	アドバンス・ケア・プランニング（ACP）の目的の１つは，患者の意向に沿った医療・ケアを実現することである。
☐	5	ACPでは「気管挿管は行う」，「胸骨圧迫は行わない」などの方針を決定することが最大の目標である。
☐	6	ニーズに基づいた緩和ケア介入のためには，患者の包括的症状評価が重要である。
☐	7	適切な治療が症状緩和に有効であることが，心不全患者の特徴である。
☐	8	終末期心不全における身体症状は，がん患者と比較して呼吸困難など限られたものに限定される。
☐	9	心不全患者の呼吸困難では，まずオピオイドを検討する。
☐	10	終末期における緩和的鎮静については，倫理的妥当性を多職種で話し合ったうえで相応性を判断することが重要である。

（解答はp147参照）

練習問題

Q1
心不全の緩和ケアについて正しいものはどれか。1つ選べ。
a. 世界保健機関（WHO）の緩和ケアの定義では，家族はその対象として明記されていない。
b. 心不全患者の予後予測は難しいため，予後予測の必要はない。
c. 緩和ケアには死が不可避かどうかわからない状態のケアも含まれる。
d. 心不全患者では意思決定にまつわる問題は生じにくい。

Q2
心不全患者のアドバンス・ケア・プランニング（ACP）について誤っているものはどれか。1つ選べ。
a. ACPには病名と病状，そして今後予想される経過と見通しを共有することも含まれる。
b. ACPはときに侵襲的であるため，患者の心の準備を確認することが重要である。
c. 人工呼吸器や心肺蘇生処置など終末期の延命措置に対する意向を確認し，事前指示書を作ることがACPの最大の目的である。
d. ACPは1回限りではなく，繰り返し行うことが重要である。

Q3
心不全患者の意思決定支援について誤っているものはどれか。2つ選べ。
a. 患者にとっての最善の選択は医療者の価値観に基づくものであり，普遍性が高い。
b. 意思決定支援は，家族の価値観や意向に基づく治療やケアの実現のために，医療者と家族が合意形成するための支援である。
c. 代理意志決定者にとって命にかかわる決断の心理的負担は大きく，家族サポートは重要である。
d. 患者の推定意志もわからない場合は，医療・ケアチームが患者の最善の方針について慎重に判断する。

Q4
末期心不全における症状と緩和について正しいものはどれか。2つ選べ。
a. 心不全患者が経験する苦痛症状のほとんどは心不全自体に由来するものであり，併存症や治療の副作用に伴うものはまれである。
b. 心不全治療は負担が大きいため，多くの場合，終末期には中止となる。
c. 適切な緩和ケア介入のためには，患者の包括的症状評価が重要である。
d. 患者の主観的な症状をとらえるために患者報告アウトカム尺度（PROMs）が用いられる。

Q5
末期心不全における症状と緩和について正しいものはどれか。2つ選べ。
a. 治療抵抗性の呼吸困難に対して少量のオピオイドが用いられることがある。
b. 心不全患者の痛みの症状に対しては，非ステロイド性抗炎症薬（NSAIDs）が積極的に用いられる。
c. 終末期における植込型除細動器（ICD）の除細動機能の停止は主治医の裁量で決定する。
d. ほかの方法で緩和できない耐えがたい苦痛に対して，症状緩和のための鎮静が検討されることがある。

| CHECK POINT解答 | 1 | × | 2 | × | 3 | × | 4 | ○ | 5 | × | 6 | ○ | 7 | ○ | 8 | × | 9 | × | 10 | ○ |

Q1 解答 **c**

[解説]
a：WHOは緩和ケアの対象を「生命を脅かす病に関連する問題に直面している患者とその家族」としています。
b：心不全の予後予測は難しいですが，可能な限り客観的かつ正確な予後予測を行うことは，患者とともにその後の人生を考えるうえできわめて重要なプロセスです。
c：○
d：心不全患者はその疾患経過のなかで多くの身体的・精神的な苦痛症状や社会的問題，複雑で困難な意思決定を要する場面などに直面しています。

Q2 解答 **c**

[解説]
a, b：○
c：ACPは延命措置に対する事前指示書を単に作り上げる作業を示すのではありません。あくまで本人の価値観や意向を知り，理解していく「プロセス」であり，コミュニケーションと気がかりへの対処，信頼関係を深めることに焦点が当てられます。
d：○

Q3 解答 **a, b**

[解説]
a：患者にとっての最善の選択は患者の価値観に基づくもので，非常に個別性が高いものです。
b：意思決定支援は，患者の価値観や意向に基づく治療やケアの実現のために，医療者と患者・家族が患者の最善の利益について合意形成するための支援です。
c, d：○

Q4 解答 **c, d**

[解説]
a：心不全患者が経験する症状には，心不全自体に由来する呼吸困難，倦怠感，易疲労感や，併存症によるもの，全身状態や治療の副作用に伴う悪心や便秘，抑うつ，不安，睡眠障害，せん妄などがあります。
b：心不全の治療自体が症状緩和につながるため，心不全治療は最期まで基本的に継続します。
c, d：○

Q5 解答 **a, d**

[解説]
a：○
b：NSAIDsは腎機能障害の悪化や体液貯留の増悪をきたす可能性があるため，原則，重症心不全患者への投与は避けます。
c：ICDの除細動機能が維持されている場合は，その停止について多職種で構成される医療・ケアチームで検討します。
d：○

11 心不全チーム, 心不全カンファレンスをどう運営する？

衣笠良治

 ## この項目で押さえたいこと

1 目標に向かって協働するのがチームです。

2 チーム運営の第一歩は, 目標の共有です。

3 心不全チームが目指す目標には, 心不全増悪予防に加え, 生活の支援があります。

4 心不全チームが目指す目標に介護者の負担軽減があります。

5 心不全増悪予防のためには, ガイドラインに準じた心不全治療が重要です。

6 心不全増悪予防のためには, 社会資源の活用も重要です。

7 患者への教育内容は, チーム, 地域で共有することが必要です。

8 患者の身体機能・生活機能は, チーム, 地域で共有することが必要です。

9 チームのコミュニケーションとして, ポジティブフィードバックを心がけましょう。

10 チームのコミュニケーションとして, 私(I)を主語にしたアイメッセージを心がけましょう。

症例

患　者：Aさん。心不全増悪で入退院を繰り返している80歳代，男性。
背　景：2年前に奥さんと死別して一人暮らし。加齢に伴う筋力低下のため日常生活の家事に負担を感じている。認知機能も低下し内服の飲み忘れや，心不全症状のモニタリングも忘れがちとなり，再度心不全増悪で入院となった。Aさんは，住み慣れた家，地域でこれまでどおり平穏な日々を過ごすことを希望されている。
再入院予防と生活支援のため，多職種カンファレンスを行い対策を検討することになった。心不全チームとして，どのようにカンファレンスを行い，どのように協働していけばよいのだろうか？

チームとはなにか？

目標に向かって協働するのがチーム！

- TEAMという英語の語源は，Together Everyone Achieves Moreの頭文字を取ってできたという説があります。つまり，皆で力を合わせて目標に向かって多くのことを成し遂げるのがチームです。
- チームで目標を達成するためには下記に示す4つのチームの質が求められます（表1）。

表1　チームに求められる4つの質
① 目標を共有できているか？ ② 効果的な介入ができているか？ ③ 情報共有ができているか？ ④ チームの質を評価しているか？

チームに求められる4つの質

1．チームの質①　目標を共有できているか？

- 心不全チームが目指すケアの目標は，1) 心不全増悪・再入院予防，2) 生活の支援，3) 身体的・精神的苦痛の緩和，4) 介護者の負担軽減，5) 医療の効率化などがあります[1]。
- 目標を達成するには，患者のケアの目標と問題点を評価して多方面からアプローチします（図1）[2]。
- Aさんが希望する在宅の生活を継続するには，独居・フレイルが障壁となります。心不全増悪予防に加えて生活をサポートする必要があります。

図1 ドメインマネージメント

チームで患者のケアの目標と医学的な問題，身体機能，精神面，社会環境など多方面から問題点を議論してアプローチする。

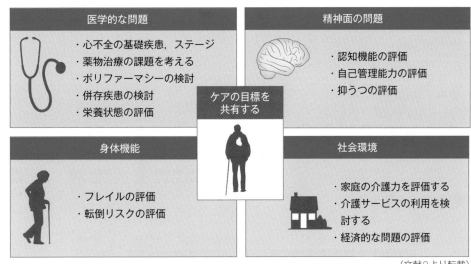

（文献2より転載）

2．チームの質②　効果的な介入ができているか？

- 心不全増悪を予防するための効果的な介入には，1) ガイドラインに準じた心不全治療，2) 外来・地域への適切な申し送り，3) 心不全症状のモニタリングによる増悪の早期察知，4) 患者教育，5) 社会的資源の活用があります[1]。
- 地域におけるかかりつけ医等を中心とした心不全診療体制構築のための研究班は，医療・介護スタッフが効果的な介入方法を学ぶための教育資材，動画を無料で提供しています（https://plaza.umin.ac.jp/isobegroup/ 参照）。
- 認知機能が低下したAさんには，介護サービスをうまく活用して，内服の支援や心不全症状のモニタリングを強化する必要があります。

3．チームの質③　情報共有ができているか？

- チームの生産性を上げるためには情報を共有する仕組みが不可欠です。
- 1例として，鳥取県西部地区で用いられている心不全情報共有シートは，地域の情報共有の満足度が向上することが報告されています（https://www.seibu.tottori.med.or.jp/isikai/path/path.html 参照）[3]。
- 地域で求められる情報には，1) 心不全の原因疾患，2) 左室駆出率，3) 脳性ナトリウム利尿ペプチド（BNP）/N末端プロ脳性（B型）ナトリウム利尿ペプチド（NT-proBNP），4) 安定期の体重，5) 教育内容，6) 身体機能，7) 生活機能，8) 心不全悪化時の対応が報告されています[4]。
- 心不全手帳は，患者の体調を共有するツールであると同時に，医療・介護スタッフ間で情報を共有するツールとしても活用が期待されます（図2）。
- Aさんの退院後の生活と心不全の自己管理を，「誰」が「どのように」サポートするか，心不全症状のモニタリング方法，悪化時の対応を病院・地域のスタッフ間で共有する必要があります。

■図2 **心不全手帳を用いた情報共有**

鳥取県西部医師会心不全連携パスで用いられている心不全手帳。手帳を用い，患者，主治医，地域の医療介護スタッフ間で検査データや伝達事項，指導内容を共有する。

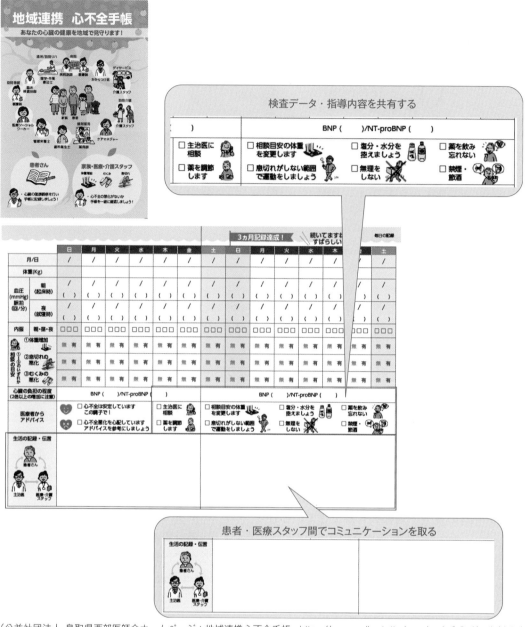

（公益社団法人 鳥取県西部医師会ホームページ：地域連携心不全手帳. https://www.seibu.tottori.med.or.jp/isikai/path/data/heart_notebook03.pdfより転載）

ワンポイントアドバイス

Slack（スラック）の活用

●ビジネス向けソーシャル・ネットワーキング・サービス（SNS）のSlackは，チーム内の情報共有に有用なツールとして注目されています。

4．チームの質④　チームの質を評価しているか？

● 目標を達成できるチームに成長させるためには，やりっ放しにせず，常にチームを評価する姿勢が不可欠です。

● 目標達成のためには，自施設の心不全診療のどこに問題があり，どこに力を入れれば診療の質が改善するか分析して効率的・効果的に介入することが欠かせません（図3）[5]。

図3　鳥取大学における多職種介入の質評価

a：多職種介入の開始後，心不全治療に関する介入率（プロセス指標）が向上した。

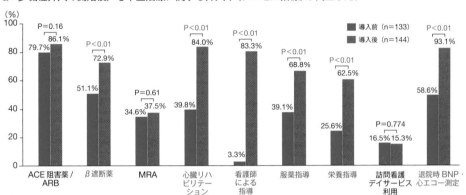

ACE：アンジオテンシン変換酵素，ARB：アンジオテンシンⅡ受容体拮抗薬，MRA：ミネラルコルチコイド受容体拮抗薬

b：多職種介入の開始後，心不全増悪による入院・死亡率が減少した（アウトカム指標）。

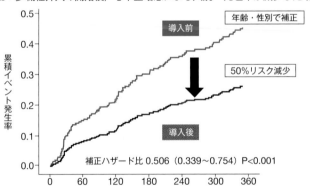

（文献5より転載）

 必須知識

ドナベディアンモデル

■ 医療の質を3つの側面から評価するモデルです。

　①「アウトカム指標」…………医療の成果

　②「プロセス指標」……………アウトカムを改善するための介入の実施率など

　③「ストラクチャー指標」………プロセスを実践するための組織，人的資源など

カンファレンス運営の工夫

- カンファレンスはチーム内の情報共有の場として欠かせません。カンファレンスを<u>見える化する</u>こと, <u>コミュニケーションを工夫する</u>ことがチームの生産性につながります（図4）。
- コミュニケーションの基本は否定せず, 承認すること。ポジティブフィードバックのほうがモチベーションの向上に有用です。ただし, ネガティブフィードバック（指摘する）が必要なときは行い, 相手に共感の姿勢を示し, フォローしましょう。
- 相手に依頼するときは, ユーメッセージよりもアイメッセージを心がけましょう。

図4 カンファレンスの見える化の例

議論が空中戦にならないよう, ホワイトボードなどを用いてカンファレンスを見える化する。

a：各ドメインの評価, 問題点を記載して議論を見える化する。

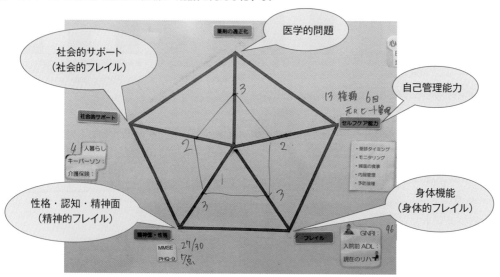

b：カンファレンスの決定事項を明確にして, 指示を見える化する。

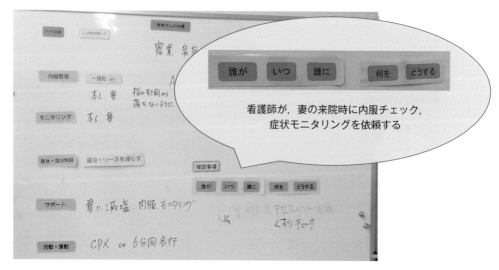

- 「○○をしてください」と，「あなた（You）」を主語にするユーメッセージは，命令として伝わるのに対して，「○○をしてくれると私はうれしいです」と，「私（I）」を主語に変えたアイメッセージは，相手に選択権が残されるので強制感がなくなり受け入れやすくなります。

> **ワンポイントアドバイス**
>
> **2回チャレンジルール**
> - コミュニケーションエラーを避ける取り組みとして，懸念事項がうまく相手に伝わっていないと思ったら諦めず勇気を出して2回伝える，「2回チャレンジルール」という概念が提唱されています。
> - 2回指摘があった内容はチームの重要な懸念材料として検証することをチームでルール化します。

■文献

1) Kinugasa Y, Saitoh M, Ikegame T, et al : Differences in Priorities for Heart Failure Management Between Cardiologists and General Practitioners in Japan. Circ J 85(9) : 1565-1574, 2021.
2) Gorodeski EZ, Goyal P, Hummel SL, et al : Domain Management Approach to Heart Failure in the Geriatric Patient: Present and Future. J Am Coll Cardiol 71(17) : 1921-1936, 2018.
3) Kinugasa Y, Fukuki M, Hirota Y, et al : Differences in needs for community collaboration for heart failure between medical and nursing care staff. Heart Vessels 37(6) : 969-975, 2022.
4) Kinugasa Y, Saitoh M, Ikegame T, et al : Quality Indicators in Patient Referral Documents for Heart Failure in Japan. Int Heart J 63 : 278-285, 2022.
5) Kinugasa Y, Kato M, Sugihara S, et al : Multidisciplinary intensive education in the hospital improves outcomes for hospitalized heart failure patients in a Japanese rural setting. BMC Health Serv Res 14 : 351, 2014.

CHECK POINT
Q. 正しいものに○，誤っているものに×を付けましょう。

- □ 1 皆で力を合わせて目標に向かって多くのことを成し遂げるのがチームである。
- □ 2 チーム運営の第一歩は，目標を共有することである。
- □ 3 心不全チームが目指すゴールには，生活の支援がある。
- □ 4 心不全チームが目指すゴールには，介護者の負担軽減はない。
- □ 5 心不全増悪を予防するには，ガイドラインに準じた心不全治療の実践が重要である。
- □ 6 心不全増悪を予防するには，社会的資源の活用は有効でない。
- □ 7 患者への教育内容はチームで共有すべき情報である。
- □ 8 患者の生活機能に関する情報はチームで共有すべき情報である。
- □ 9 チームのコミュニケーションのコツとして，ポジティブフィードバックがある。
- □ 10 コミュニケーションのコツとして，ユーメッセージが有効である。

（解答はp156参照）

Q1 心不全チームの介入について誤っているものはどれか。1つ選べ。
a. 心不全増悪の予防はチームで目指すゴールとして重要である。
b. 生活の支援は介護の問題であり，心不全チームは介入しなくてよい。
c. 患者の身体的・精神的な苦痛を評価する。
d. 家族・介護者の負担を評価する。

Q2 心不全増悪を予防するための介入で正しいものはどれか。1つ選べ。
a. ガイドラインに基づいた心不全治療を行う。
b. 有効な心不全治療がたくさんあるため，患者教育は不要である
c. 介護サービスの活用は心不全増悪予防に有用ではない。
d. 心不全が悪化すれば息切れ，むくみの症状が現れるため，体重測定は不要である。

Q3 病院・地域間での情報共有について誤っているものはどれか。1つ選べ。
a. 心不全患者の体重は共有しなくてよい。
b. 患者・家族へ行った教育内容は共有が必要である。
c. 患者の身体機能は共有が必要である。
d. 患者の生活機能は共有が必要である。

Q4 チームの質の評価について正しいものはどれか。1つ選べ。
a. ドナベディアンモデルは医療の質の評価方法である。
b. 心不全の再入院率は心不全チームの質には当たらない。
c. 患者教育の実施率は心不全チームの質には当たらない。
d. 施設内の心不全専門スタッフの人数は心不全チームの質には当たらない。

Q5 チーム内のコミュニケーションについて正しいものはどれか。1つ選べ。
a. 意見に同意できない場合，相手にはっきり意思を伝えるため，まず最初に否定する。
b. 効率的なコミュニケーションを行うため，相手への承認は省略してよい。
c. 相手に物事を頼むときは，自分を主語とした文章にすると強制的でなくなる。
d. チーム内の懸念事項がうまく相手に伝わっていないと思っても，空気を悪くしてはいけないと考え，発言を控える。

CHECK POINT解答	1	2	3	4	5	6	7	8	9	10
	○	○	○	×	○	×	○	○	○	×

Q1 解答 **b**

[解説]
心不全チームが目指すゴールには，①心不全増悪・再入院予防，②生活の支援，③身体的・精神的苦痛の緩和，④介護者の負担軽減，⑤医療の効率化などがあります。

Q2 解答 **a**

[解説]
心不全増悪を予防するには，①ガイドラインに準じた心不全治療，②外来・地域への適切な申し送り，③心不全症状のモニタリングによる増悪の早期察知，④患者教育，⑤社会的資源の活用がエビデンスのある介入です。

Q3 解答 **a**

[解説]
心不全症状のモニタリングの1つに体重測定があります。息切れやむくみなどの症状が出る前から，心不全症状を察知するのに有用な指標であり，外来・地域へ情報共有を行い，適切なモニタリングを行う必要があります。

Q4 解答 **a**

[解説]
ドナベディアンモデルは医療の質の評価方法です。
①「アウトカム指標」…………医療の成果（例：心不全の再入院率）
②「プロセス指標」……………アウトカムを改善するための介入の実施率（例：患者教育の実施率や心不全治療薬の処方率）
③「ストラクチャー指標」……施設内の組織や人的資源（例：専門スタッフの人数，チームの有無など）
を医療の質として評価します。

Q5 解答 **c**

[解説]
コミュニケーションの基本は，否定せず，承認することです。ユーメッセージよりもアイメッセージが人を動かすのに有用です。また，医療安全にかかわる重要な懸念事項がうまく相手に伝わっていないと思ったら，諦めず勇気を出して2回伝える，「2回チャレンジルール」をチームでルール化することが望ましいです。

12 病院と在宅・地域との連携を どう実践する？

伊東紀揮

 ## この項目で押さえたいこと

1 在宅療養をする心不全患者は多くの制度によって支えられています。

2 多職種多施設の連携を理解しましょう。

3 退院前カンファレンスは患者・病院・在宅をつなぐために有効です。

4 在宅サービスの導入は優先順位を考え，適切なタイミングで導入しましょう。

5 特別訪問看護指示書を上手に活用しましょう。

6 介護職との連携は在宅医療において重要です。

7 在宅療養の柱となる介護保険制度を理解しましょう。

8 在宅ケアチームにおいて，情報共有は非常に重要です。

9 地域で働く職種を理解しましょう。

10 地域包括ケアシステムの概要を知りましょう。

症例

患　者：80歳代，男性。

診　断：慢性心不全（LVEF 25%），虚血性心筋症，慢性腎臓病。

現病歴：心筋梗塞発症後，心不全増悪による入院を繰り返していた。直近の入院でカテコラミンからの離脱に時間を要し，長期入院となったため日常生活動作（ADL）が低下して自力での屋外歩行は困難な状態となり，退院に関する調整を行うこととなった。

背　景：一戸建てに妻（要支援1）と二人暮らし，娘家族が遠方に在住。要支援2。ミニメンタルステート検査（MMSE）28/30点で要支援の妻との生活であり，訪問診療の導入を本人と妻へ説明して同意を得た。同時に介護保険の区分変更を行い，訪問看護の導入も勧めた。退院時には本人，妻，これから開始する訪問医，訪問看護師，ケアマネジャーと退院前カンファレンスを実施して調整を行った後に退院した。

病院と在宅・地域との連携にはなにが必要か

1．まずは地域で患者を支える仕組みを知ることが大切

- 在宅では患者を支えるためのさまざまな制度や社会資源があり，病院で働く医療職もどのような制度があり，どのような人が利用できるのかなど，ある程度の知識を身に付けることは心不全療養指導の幅をもたせることにつながります。

2．在宅療養を支える制度の理解は難しい

- 在宅における保険制度などはいくつもの制度が複雑に絡み合っているため，すべてを理解することは困難です。それらを専門とするソーシャルワーカーやケアマネジャーといった職種と協働することも大切です（図1）。

図1 在宅医療に関連する各種制度

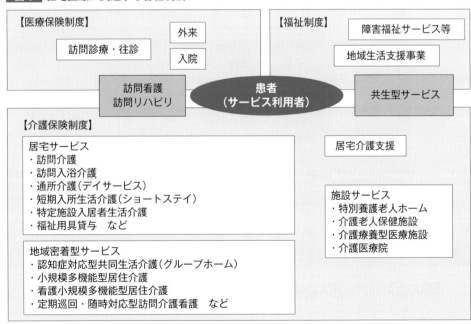

（永井康徳：たんぽぽ先生の在宅報酬算定マニュアル第5版. 日経BP, 2018, p.19より転載）

3．まずはコミュニケーションを取ってみる

● 病院スタッフは，地域へ患者をつなぐ第一歩として，診療情報提供書や看護サマリーなどの書状だけでなく，退院前カンファレンスを実施することが有効です。

● 在宅スタッフは，やむを得ず入院する際も文書で情報提供することは必要ですが，時間が許せば電話や対面で入院前に直接情報を伝えるなど，入院前カンファレンスを意識するのもよいでしょう（図2）。

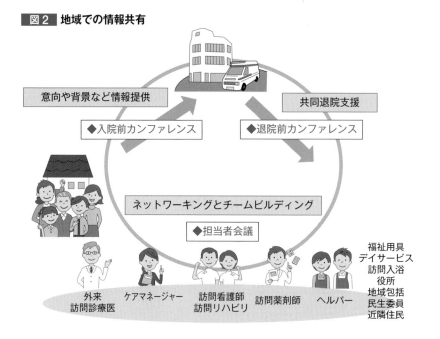

図2 地域での情報共有

意向や背景など情報提供
◆入院前カンファレンス

共同退院支援
◆退院前カンファレンス

ネットワーキングとチームビルディング
◆担当者会議

外来　訪問診療医　ケアマネージャー　訪問看護師　訪問リハビリ　訪問薬剤師　ヘルパー

福祉用具
デイサービス
訪問入浴
役所
地域包括
民生委員
近隣住民

ワンポイントアドバイス

地域との連携はなぜ必要か

● わが国の医療は病院完結型医療が主体の傾向がありましたが，少子高齢化が進むにつれて，求められる医療は地域完結型医療へと変わってきています。食事や活動，服薬といった生活行動が増悪に大きく影響する心不全医療も例外ではなく，実生活での増悪は病院医療だけでは支えきれないことが多くなっています。

● 認知症や独居，ほかの併存疾患があるなど，さまざまな背景がある高齢心不全患者が増加しているなかで，生活を直接覗くことができる地域の医療職，介護・福祉職と連携することの意義は大きくなっています。

● どのように連携すればよいのかと悩み続けるより，まずは勇気を出して地域にコンタクトを取ってみることをお勧めします。

退院前カンファレンスはどう実施するのか

1．退院前カンファレンスとはなにか？

● 入院中に病院のスタッフと在宅ケアスタッフが集まり，病状や入院中の様子，そして退院後の療養に関することを，患者・家族とともに話し合いをする場のことです。

2．退院前カンファレンスを行う目的

● 患者に関する情報共有や療養環境調整以外にも，顔の見えるコミュニケーションをすることでより信頼し合えるチームを作ることなどが目的としてありますが，<u>連携している姿を見てもらい，患者，家族に安心してもらうことも大切な目的</u>です。

3．退院前カンファレンスで話す内容

● 現在の病状や入院中の経過のほかに，退院後の生活や心不全疾病管理上の問題点を共有して，対応策が検討されます。

● 心不全増悪につながった非医学的要因について，入院中に指導した内容の共有や，未解決の課題を話し合うことは必要です。

● 例えば，退院時体重，至適体重の共有は必須ですが，入院時の体重やその患者の心不全症状出現の特徴など増悪時の具体的な様子があると，それを参考に対応を検討しやすくなります。

4．どう開催するのか

● 医療連携室，ソーシャルワーカー，担当看護師などが在宅ケアチームへ連絡・調整をすることが多いです。対面が基本ですが，web開催も可能です。

ワンポイント アドバイス

在宅サービスの導入
● はじめに可能な限りのさまざまな在宅サービス導入を検討しがちですが，サービス導入には契約や福祉用具の設置など，退院直後から人の出入りが多くなり，本人，介護者の時間と労力が思いのほか必要となります。そのため，それらを負担と感じて導入に至らないケースも少なくありません。
● サービスの検討過程では，本人や介護者の様子を確認しながら，一度に導入せずに優先度の高いサービスから順に導入していくことも，選択肢としてもっておきましょう。

必須知識

特別訪問看護指示書
■ 訪問看護指示書を発行している医師が，<u>退院時や終末期，急性増悪時</u>に頻回な訪問看護が必要と判断したときに発行します。医師がこれを発行することにより，訪問看護師が医療保険のもと，最長連日14日間の頻回訪問を行うことができます。
■ 退院直後は，自分の生活に戻り，すべてが自己管理となるため，心不全増悪をするリスクが高い時期として知られています。特別訪問看護指示書の発行をして訪問看護師が連日訪問することで，生活を整え，増悪に対して早期対応がなされることにより，再入院予防につながることが期待できます。

症例
（続き）

経　過：在宅療法を開始し，介護区分は要介護3となった。通所リハビリ（デイケア）を週1回と，ほかに訪問看護師が特別訪問看護指示書で連日の訪問，週2回の訪問介護が提供されていた。しかしながら体重増加，労作時息切れを自覚し，脳性ナトリウム利尿ペプチド（BNP）の上昇を認めた。

訪問看護師が，増悪の原因となっていることがないかを改めて確認していくと，入院中に薬剤調整を行い新しい処方をわたされて退院したが，入院前の残薬を服用していたこと，食事は妻が作っているが塩分量は多そうであったことから，これらへのアプローチをチームで行った。

服薬管理は薬剤師の訪問による管理に変更し，体重を指標とした頓服の利尿薬を訪問医が処方した。また食事については，管理栄養士の介入を依頼し，昼食は減塩宅配食を開始した。そして，特別訪問看護指示書サービスの内容を再検討し，情報共有のため医療用ソーシャル・ネットワーキング・サービス（SNS）を導入することとした。

在宅における連携の秘訣は？

1．多職種多施設での連携を理解する

- 病院とは異なり，患者を支える職種は医療職だけではなく，介護職や福祉職もかかわっていることを念頭において連携する必要があります。
- 医療職，介護職にかかわらず，職種によって価値観や倫理観が違うため，患者の状態や状況のとらえ方が異なり，アプローチも違うことを理解しましょう。
- 「顔の見える連携」はよりよい関係を構築するためのポイントの1つです。そのために地域における研修会などを開催・参加することは有効です。
- 職種だけではなく，それぞれが所属している施設が違うため，情報共有は相手を理解し，手段を検討することが必要となります。

2．介護保険を知ることが必須

- 心不全患者の多くは高齢心不全患者であり，それらの人々が在宅で医療・介護を受けるための柱が介護保険です。
- 介護保険は65歳以上の人と40〜64歳の医療保険加入者が対象となり，それぞれ第1号被保険者と第2号被保険者とよばれます（表1）。
- 第1号被保険者は，65歳以上で要介護認定または要支援認定を受けた人が介護保険によるサービスを受けることができます。特に疾患などは問われません。
- 第2号被保険者は，該当年齢であり，かつ16種類の特定疾病（表2）が原因で要介護・要支援認定を受けた人がサービスを受けることができます。
- 16種類の疾病のなかには，心不全の原因となる疾患は含まれておらず，基本的には介護保険以外のサービスを検討することになります。
- サービスは「居宅サービス」，「地域密着型サービス」，「施設サービス」などがあり，各サービスのなかに，訪問や通所，福祉用具貸与といったものがあります。適切なサービスがあるか，導入可能かなどの相談は，ケアマネジャーに相談して検討しましょう。

表1 第1号被保険者と第2号被保険者

	65歳以上（第1号被保険者）	40～64歳（第2号被保険者）
対象者	65歳以上	40歳以上65歳未満の健保組合，全国健康保険協会，市町村国保などの医療保険加入者 （40歳になれば自動的に資格を取得し，65歳になるときに自動的に第1号被保険者に切り替わります）
受給要件	・要介護状態 ・要支援状態	・要介護（要支援）状態が，老化に起因する疾病（特定疾病：表2参照）による場合に限定
保険料の徴収方法	・市町村と特別区が徴収 　（原則，年金からの天引き） ・65歳になった月から徴収開始	・医療保険料と一体的に徴収 ・40歳になった月から徴収開始

（厚生労働省「介護保険制度について（40歳になられた方へ）」https://www.mhlw.go.jp/file/06-Seisakujouhou-12300000-Roukenkyoku/2gou_leaflet.pdfを基に作成）

表2 特定疾病とは

①がん（末期）	⑨脊柱管狭窄症
②関節リウマチ	⑩早老症
③筋萎縮性側索硬化症	⑪多系統萎縮症
④後縦靱帯骨化症	⑫糖尿病性神経障害，糖尿病性腎症および糖尿病性網膜症
⑤骨折を伴う骨粗鬆症	⑬脳血管疾患
⑥初老期における認知症	⑭閉塞性動脈硬化症
⑦進行性核上性麻痺，大脳皮質基底核変性症およびパーキンソン病	⑮慢性閉塞性肺疾患
⑧脊髄小脳変性症	⑯両側の膝関節または股関節に著しい変形を伴う変形性関節症

（厚生労働省「介護保険制度について（40歳になられた方へ）」https://www.mhlw.go.jp/file/06-Seisakujouhou-12300000-Roukenkyoku/2gou_leaflet.pdfより転載）

3．情報共有が重要

- 上記に示したように，各職種によって価値観などが異なることもあり，治療や療養に対する方向性も異なることが往々にしてあります。
- 多職種・多事業所からなる在宅ケアチームにおいて，質の高い情報共有を行うことは，<u>一貫性をもったケアを提供するうえで非常に重要</u>です。
- 現在の状態や予測される経過などの医療に関する情報，および介護サービスの現状といった介護に関する情報は各職種のケアに反映させるため共有する必要があります。
- 「わかりやすい用語を使う」，「略語は使用しない」ということを，連携における最低限のルールとしてやり取りを行います。
- 手段は，電話，FAX，電子メール，手紙など種々ありますが，情報の種類や緊急度，各事業所の事情などで使い分けされることもあります。
- 現在は情報通信技術（ICT）を活用した情報共有も増えているものの，事業所の方針・

設備や，個人の情報機器などの取り扱いの習熟度などによって，導入できなかったり活用の制限が生じたりすることがあります。

● 在宅では対面による情報共有として，在宅療養をサポートしている担当者が集まって療養について話し合う，サービス担当者会議があります。

● サービス担当者会議は，基本的にはケアマネジャーが作成したケアプランについて担当者が集まり検討する会議です。担当ケアマネジャーを中心に会議を進行します。

● サービス担当者会議は，サービスの利用開始時や介護認定の更新時に行うほかに，心不全増悪による状態の変化などの問題が発生したときにも開催します。

4．在宅で活躍する職種を理解する

● 本症例のように，在宅で働く職種は数多く，それらを知ることも心不全患者を地域でみるうえで大切です。以下に代表的な職種を紹介します。

①医師

● 地域では外来診療以外にも，居宅や施設で訪問診療を行う医療機関もあります。<u>訪問診療は原則として16km圏内</u>と定められており，定期的に訪問をして診療を行います。体調不良時など患者の要請に応じて往診も行います。

②訪問看護師

● 自宅へ訪問をして，日常生活の援助から病状アセスメントや医療ケア，そして看取り，家族ケアまで幅広く看護を行います。訪問看護はその患者が介護認定を受けている場合，介護保険が優先されますが，疾患や状態によっては医療保険が適用されます。

③リハビリテーションスタッフ

● 在宅においても理学療法士，作業療法士，言語聴覚士が活動しており，通所リハビリテーション，訪問リハビリテーションによって提供されます。

④歯科医師

● 訪問して各種治療を行っています。また，在宅で嚥下内視鏡検査を行っている診療所もあり，各職種と協働して嚥下リハビリテーションを実施しています。

⑤薬剤師

● 保険薬局での窓口業務以外に，介護・医療保険のもと，訪問をして配薬や残薬管理，薬剤効果や副作用の観察などを行っているところもあります。

⑥管理栄養士

● 患者の病状，嚥下状態，介護者の有無や食材の入手方法など，個別性の高い栄養管理を求められる在宅において，自宅訪問をして栄養指導や評価を行っています。

⑦医療ソーシャルワーカー（MSW）

● 患者の抱える心理的，社会的，経済的問題に対しての解決や調整を援助しています。

病院以外にも，地域ではさまざまなところで活動を行っています。

⑧ケアマネジャー

● 介護保険法に基づいて，要支援，要介護認定を受けた方へのケアプランの立案，給付管理，事業所との調整などを行っています。

⑨ホームヘルパー

● 介護保険のもと，ケアプランに沿って入浴や排泄などの身体介護を行ったり，食事や買い物など生活支援を行ったりします。

● 職種によって自費によるサービス提供も行っていますが，基本的には保険制度によって訪問を行っており，特に介護保険においては原則としてケアプランに沿った訪問を行うことになります。
● それぞれの職種の専門性を理解し，心不全の疾病管理上の問題や生活環境に対する支援を適切な職種に依頼することが必要です（表3）。

ワンポイントアドバイス

地域包括ケアシステム

● 現在わが国の高齢化は急速に進み，今後もさらに高齢者人口は増加することが予想されています。それに伴い，心不全患者も増加の一途をたどっています。独居，高齢世帯が増えるなかで，地域高齢者の尊厳の保持と自立生活の支援の目的のもと，可能な限り住み慣れた地域で，自分らしい暮らしを人生の最期まで続けることができるよう地域包括ケアシステムの推進が図られています。
● 地域の自主性や主体性に基づき，地域の特性に応じて作り上げていくことが必要であり，そのためにも病院，在宅における連携が必要となります（図3，4）。

必須知識

訪問看護が医療保険となる場合

■ 介護保険の要支援・要介護認定を受けていない。
■ 要介護認定者のうち「厚生労働大臣が定める疾病等」に該当する。
■ 特別訪問看護指示書が交付されたとき。

表3 生活環境へのアセスメントと介入方法

	気になる出来事・発言の例	介入方法例	関連する職種
内服管理	内服管理ができない 「薬が残っている」，「薬が足りない」	訪問看護 薬剤師による居宅療養管理指導 訪問介護	かかりつけ医 訪問看護ステーション 地域包括支援センター ケアマネジャー かかりつけ薬局
セルフモニタリング	体重・心不全症状の観察ができない 心不全増悪時の早期対応ができない	訪問看護	かかりつけ医 訪問看護ステーション 地域包括支援センター ケアマネジャー
身体活動・運動・フレイル予防	身体活動や運動を行っていない 外出をしていない	外来心臓リハビリ施設 スポーツジム，通所リハビリ 地域での集いの場 友人と会う	かかりつけ医 訪問看護ステーション 地域包括支援センター ケアマネジャー 療法士
移動	歩く速度が遅くなった 転倒が増えた 通院方法が変わった 本人が受診できない	介護保険申請，区分変更申請 訪問診療への切替え・訪問診療との連携 訪問リハビリ，デイケア	かかりつけ医 往診医・訪問診療 地域包括支援センター ケアマネジャー 介護福祉士（介護士）
認知機能	内服・受診を忘れる 怒りっぽくなっている	介護保険申請，区分変更申請，権利擁護，訪問看護	かかりつけ医 訪問看護ステーション 地域包括支援センター ケアマネジャー 社会福祉協議会
清潔	清潔が保たれていない 「苦しくて入浴できない」	訪問介護，訪問入浴 通所系サービス	地域包括支援センター ケアマネジャー 介護福祉士（介護士）
住環境	「起き上がり，立ち上がりが大変」 「段差でつまずきやすくなった」 「浴室が寒い」	住宅改修 福祉用具貸与・購入	地域包括支援センター ケアマネジャー 介護福祉士（介護士）
調理，買い物，掃除，ゴミ出し	「食事が作れない」，「総菜が多い」 「重い物の買い物が大変」 「風呂掃除ができない」 「ゴミ出しができない」	訪問介護 配食サービス ゴミ出し支援制度（自治体による）	地域包括支援センター ケアマネジャー 介護福祉士（介護士）
金銭面	「医療費や生活費が心配だ」	社会福祉制度の活用	地域包括支援センター ケアマネジャー MSW
介護者	介護者の疲労・体調不良・ストレス	介護保険申請 訪問介護，通所系サービス	地域包括支援センター ケアマネジャー MSW
見守り	独居で家族は毎日は連絡できない	見守りサービス ボランティア	介護福祉士（介護士） 民生委員

（「地域におけるかかりつけ医等を中心とした心不全の診療提供体制構築のための研究」研究班編：地域のかかりつけ医と多職種のための心不全診療ガイドブック．厚生労働科学研究費補助金循環器疾患・糖尿病等生活習慣病対策総合研究事業．2020．p.59より転載）

図3 地域包括ケアについて

- ●この植木鉢図は，地域包括ケアシステムの5つの構成要素（住まい，医療，介護，予防，生活支援）が相互に関係しながら，一体的に提供される姿として図示したものです
- ●本人の選択が最も重視されるべきであり，本人・家族がどのように心構えをもつかという地域生活を継続する基礎を皿ととらえ，生活の基盤となる「住まい」を植木鉢，その中に満たされた土を「介護予防・生活支援」，専門的なサービスである「医療・看護」，「介護・リハビリテーション」，「保健・福祉」を葉として描いています
- ●介護予防と生活支援は，地域の多様な主体によって支援され，養分をたっぷり蓄えた土となり，葉として描かれた専門職が効果的にかかわり，尊厳ある自分らしい暮らしの実現を支援しています

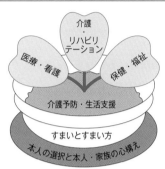

（地域包括ケアシステム構築に向けた制度及びサービスのあり方に関する研究事業報告書：地域包括ケアシステムと地域マネジメント，平成28（2016）年3月，p.13，https://www.mhlw.go.jp/file/06-Seisakujouhou-12400000-Hokenkyoku/0000126435.pdfより転載）

図4 地域包括ケアシステム

- ●団塊の世代が75歳以上となる2025年をめどに，重度な要介護状態となっても住み慣れた地域で自分らしい暮らしの暮らしを人生の最後まで続けることができるよう，住まい・医療・介護・予防・生活支援が一体的に提供される地域包括ケアシステムの構築を実現していきます
- ●今後，認知症高齢者の増加が見込まれることから，認知症高齢者の地域での生活を支えるためにも，地域包括ケアシステムの構築が重要です
- ●人口が横ばいで75歳以上人口が急増する大都市部，75歳以上人口の増加は緩やかだが人口は減少する町村部など，高齢化の進展状況には大きな地域差が生じています
- ●地域包括ケアシステムは，保険者である市町村や都道府県が，地域の自主性や主体性に基づき，地域の特性に応じて作り上げていくことが必要です。

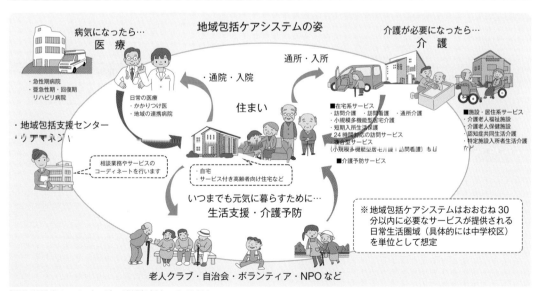

（厚生労働省ホームページ：地域包括ケアシステム
https://www.mhlw.go.jp/stf/seisakunitsuite/bunya/hukushi_kaigo/kaigo_koureisha/chiiki-houkatsu/より転載）

Q. 正しいものに○，誤っているものに×を付けましょう。

☐	1	在宅で療養する心不全患者を支える制度は，医療保険と介護保険から成り立っている。
☐	2	職種の違いによる患者の状態のとらえ方が違うことを考慮し，話し合いの場を設ける。
☐	3	退院前カンファレンスは医療者間の情報共有のために実施するため，患者・家族は希望があれば参加してもらう。
☐	4	医療者が必要と考えるサービスは早い段階ですべて導入するように手配する。
☐	5	特別訪問看護指示書は退院時にも発行することができる。
☐	6	在宅においては介護職もチームの重要な一員として活動をしている。
☐	7	第2号被保険者となる特定疾病に心不全の原因となる疾患が含まれている。
☐	8	情報共有のためのツールとして，情報通信技術（ICT）の活用も行われている。
☐	9	訪問医による訪問診療の範囲は定められてはいない。
☐	10	地域包括ケアシステムは都道府県を単位として想定されている。

（解答はp169参照）

練習問題

Q1 病院と在宅・地域との連携で正しいものはどれか。**1つ選べ。**
a. 地域とのコミュニケーションは相手も多忙であることを勘案し，基本的に書状での情報提供とする。
b. やむを得ず入院する際は，治療方針や退院後の方向性も病院で決定するため，特に情報提供は必要としないのが一般的である。
c. 在宅療養を支える制度は介護保険に限られており，介護保険制度を十分に理解する必要がある。
d. 種々の制度に精通しているソーシャルワーカーやケアマネジャーに相談することも重要である。

Q2 退院前カンファレンスについて正しいものはどれか。**1つ選べ。**
a. 退院後に誰がどのように服薬管理するかを，家族とともに話し合った。
b. 患者は，訪問看護導入の同意はしたが，訪問リハビリの導入は拒否を示した。それでも医療者間で必要と判断して導入を進めた。
c. 入院中の経過と退院時の状況を在宅ケアチームのスタッフに伝え終えたため，会を終了した。
d. 訪問診療の医師は多忙と考え，退院前カンファレンスの開催は控えることとした。

Q3 在宅における連携で誤っているものを**2つ選べ。**
a. 高齢の独居患者で自身での体重測定が困難であったが，うっ血の指標として体重測定が重要と考え，利用しているデイサービスへも協力を依頼した。
b. 情報共有において文書をより簡略化するために，「慢性心不全」を「CHF」と記載するなどの工夫をした。
c. 治療方針に関しての話をしたが，専門的な話であったためケアマネジャーなどの介護職へはあえて伝えることはしなかった。
d. 心不全増悪傾向のため，サービス担当者会議の開催をケアマネジャーに打診した。

Q4 介護保険について誤っているものはどれか。**1つ選べ。**
a. 被保険者の対象年齢は，第1号被保険者と第2号被保険者とでは異なる。
b. 第1号被保険者は特定疾病に該当する人に限る。
c. 16種類の特定疾病には心不全の原因となる疾病が含まれていない。
d. 介護保険に関するサービスは，ケアマネジャーに相談するとよい。

Q5 在宅で活躍する職種について正しいものはどれか。**1つ選べ。**
a. 訪問診療の訪問範囲は特に定められてはいない。
b. 訪問看護は特別訪問看護指示書が発行されると要介護2の人でも医療保険での訪問となる。
c. 薬剤師の訪問による管理は，今のところ保険で行うことができない。
d. ケアマネジャーは医療保険により，必要な人のケアプランを立案する。

| CHECK POINT解答 | 1 | × | 2 | ○ | 3 | × | 4 | × | 5 | ○ | 6 | ○ | 7 | × | 8 | ○ | 9 | × | 10 | × |

Q1 解答 **d**

[解説]
地域とのコミュニケーションは関係を構築するためにも積極的に行うことが望ましいです。入院時，退院時は経過に関する情報や家族背景・家屋環境に関する情報，意思決定に関する情報などさまざまな情報を共有することが必要です。
在宅療養を支える制度はいくつもの制度が絡み合っているため，それらに精通している職種との連携は必須です。

Q2 解答 **a**

[解説]
本人の同意なくサービスの導入は当然できません。疾病管理上必要と医療者が考えても，それを利用者に納得してもらう必要があります。また，訪問者がくることの負担感も理解しましょう。カンファレンスは病院の経過報告だけではなく，療養生活上の問題点を在宅側より提起し検討する必要もあります。
声をかけたものの多忙による欠席という場合はやむを得ないですが，その後の療養を話し合う場は大切であり，声かけはしたほうがよいです。来院が困難であれば，web会議を検討してもよいでしょう。

Q3 解答 **b, c**

[解説]
情報共有は，相手に伝わることが最も重要なことであり，略語は使用しないようにしましょう。
介護職もチームの一員であり，医療・介護が一貫したケアを提供するためにも，医療情報の共有は必要です。

Q4 解答 **b**

[解説]
第1号被保険者は65歳以上の人で，第2号被保険者は40〜64歳で16種類の特定疾病に該当する人となっています。

Q5 解答 **b**

[解説]
訪問診療は原則16kmの範囲で行うとなっています。
薬剤師の訪問による薬剤管理指導は，介護・医療保険で行うことが可能です。
ケアマネジャーは介護保険のもとケアプランを作成します。

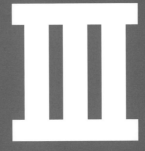

III 章

実践した
療養指導の
評価・修正を
してみよう

1 症例報告書で実践した療養指導をどう振り返る？

若林留美

この項目で押さえたいこと

1 症例テーマに沿った一貫性のある文章を意識して，心不全療養指導を可視化することが重要です。

2 各テーマの記載基準を確認し，適切なテーマを選択することがポイントとなります。

3 テーマに沿った「情報」整理から具体的かつ個別的な「療養指導」につなげましょう。

症例報告書を書く目的

1．心不全療養指導を可視化してチームで連携する

- 心不全患者に対する疾病管理は，多職種チームにより運営されることが推奨されており[1]，療養指導の結果を言語化・可視化し連携していく必要があります。
- 他者に伝わりにくい文章（図1）では，チーム内での情報共有・連携に支障が出る可能性があるため，療養指導の一環として，症例報告書を記載する能力を研鑽していく必要があります。

図1 症例報告書記載例（他者に伝わりにくい文章表現例：改善すべき点）

症例番号	1		テーマ				(6) 高齢心不全患者への療養指導		

患者背景	年齢（歳）	85	性別	女	職業	無	職種：元会社員
	医療助成	無	助成の種類				
	介護保険	要支援1	介護サービス	通所リハビリ（週に1回，送り迎えあり）			
	家族構成	同居	家族の状況	娘と同居 ● —— 療養行動にかかわる家族の状況が不明			
	認知機能	問題有→	—— 判断した根拠となる事実の記載がない				
	心理的問題	なし					

その他：患者背景に関する特記事項（性格特性等）　　療養行動にかかわる家族の状況が不明
特記事項なし ●

心不全病態

心不全の原因疾患：OMI ●—— 略語での記載：循環器の専門家以外には通じない可能性がある
心不全の発症・進展に影響する併存疾患：DM
その他の既往歴：特記事項なし

【現病歴】心不全の原因疾患・併存疾患の，症状・診断・治療の経過

OMIで，PCI後の患者で，定期フォローされていた。
今回，呼吸困難感を訴え，心不全の診断で，入院となった。

ステージCに至るまでの経過と心不全増悪を繰り返す状況が記載されていないため不明

心不全進展ステージ		C		NYHA	Ⅱ		
左室駆出率（%）		38	BNP/NT-proBNP（pg/mL）		BNP		547.9

心機能，その他の検査・身体所見

＊問題点抽出時の記載

その他（胸部X線検査，心電図，心エコー，カテーテル検査，血液検査，BMI，バイタルサイン等）
胸部単純X線検査：CTR 65%，胸水なし，肺うっ血所見あり，心電図：82回/分，洞調律

—— 併存疾患のコントロール状況が不明であるなど，身体機能を評価する情報が不足

心不全治療

薬物療法（心不全治療薬/進展予防のための治療薬も含む）
＊一般名で記載

—— 一般名で記載されていない

② ACE阻害薬	レニベース	選択	一般名
⑥ 利尿薬	ラシックス	選択	一般名
⑥ 利尿薬 ● 薬物の分類が正しくない	アルダクトンA	選択	一般名
	選択	選択	一般名

非薬物療法	心臓電気デバイス	無	酸素・呼吸補助療法	無
	手術・カテーテル治療	有→	経皮的冠動脈インターベンション治療	

セルフケアの状況

心不全に関する知識：知識あり
セルフモニタリングと受診行動：実施あり
服薬管理：自己管理不可
栄養・水分管理：塩分過多となっている

—— 具体的な状況が記載されていない

身体活動：自立
喫煙状況：喫煙歴なし
その他：特記事項なし

本症例への療養指導

介入の場	病院（入院）

【問題点】心不全の急性増悪因子のアセスメント（ステージA/Bでは心不全に進展する可能性のアセスメント）
過活動，塩分過多，服薬管理不良 ●—— 具体的な原因が記載されていない

【療養指導の実際】（心不全発症・進展・増悪予防のポイント，指導した具体的内容，多職種，病院・地域との連携，家族への支援を含む，テーマに沿って，工夫した点を具体的に記載）
入院後，安静・酸素投与で，心不全は改善した。
心不全の概要，塩分・水分制限，過活動にならないように，パンフレット用いて指導し，理解が得られたため，退院となった。

—— 単なる入院後の経過となっている
テーマの記載基準に沿った記載になっていない，問題点に沿った個別的な指導内容が読み取れない

【療養指導の結果】
指導の結果，理解が得られ，心不全症状も改善し，退院となった。

—— 心不全の経過のみで，指導結果としての患者の反応・変化が記載されていない

【療養指導の評価・今後の課題】
特に問題なく退院できた。 —— 指導効果の評価が記載されていない

【備考】

2．症例報告書の記載で意識するステップ

- 症例報告書では，身体的側面のみならず，社会的背景など<u>多様な側面を踏まえた個別性のある実践</u>を，テーマごとの記載基準に沿って記載することが求められています。
- 心不全療養指導を<u>他者がみてもわかりやすく可視化</u>していくために，図1のステップを意識して記載していきましょう。

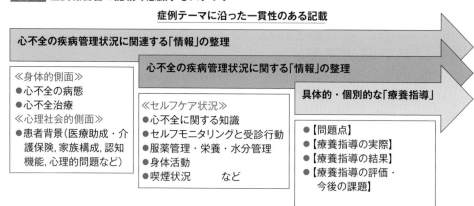

図1　症例報告書の記載で意識するステップ

症例テーマに沿った一貫性のある記載

心不全の疾病管理状況に関連する「情報」の整理

心不全の疾病管理状況に関する「情報」の整理

具体的・個別的な「療養指導」

≪身体的側面≫
- 心不全の病態
- 心不全治療

≪心理社会的側面≫
- 患者背景（医療助成・介護保険，家族構成，認知機能，心理的問題など）

≪セルフケア状況≫
- 心不全に関する知識
- セルフモニタリングと受診行動
- 服薬管理・栄養・水分管理
- 身体活動
- 喫煙状況　　　など

- 【問題点】
- 【療養指導の実際】
- 【療養指導の結果】
- 【療養指導の評価・今後の課題】

症例テーマに沿った一貫性のある文章を記載するコツ

1．各テーマの記載基準を確認し，適切なテーマを選択する

- 各テーマに設けられる記載基準（日本循環器学会「心不全療養指導士」ホームページ参照）[2]に沿って，意図的に情報整理から療養指導の実施・評価までの一連のプロセスをまとめていく必要があります。
- 対象をどのようにとらえたのかを意識し，テーマを選択することがポイントとなります。<u>適切なテーマを選択</u>することが，一貫性のある記載につながりやすくなります。

2．テーマに沿った「情報」整理から，具体的かつ個別的な「療養指導」につなげる（図2）

- まずは，テーマに沿った療養指導を可視化するために大切な情報はなにか，心不全の疾病管理の「情報」を整理し，そこから<u>問題点に沿った具体的かつ個別的な「療養指導」</u>につなげていきます。
- 具体的かつ個別的な「療養指導」では，優先度の高い療養指導の具体的な内容を記載していく必要があり，多職種とどのように協働したのかもわかるように記載します。
- 問題点に沿って，PDCAサイクル「Plan（計画）-Do（実行）-Check（評価）-Action（改善）」を，どのように回しているのかプロセスがわかるように記載し，意図的な介入を可視化していきます。

図2 症例報告書の記載例（よい例）

症例番号	1	テーマ			（6）高齢心不全患者への療養指導			
患者背景	年齢（歳）	85	性別	女	職業	無	職種：元会社員	
	医療助成	無	助成の種類					
	介護保険	要支援1	介護サービス		通所リハビリ（週に1回，送り迎えあり）			
	家族構成	同居	家族の状況		娘（50歳代，会社員）と2人暮らし，日中は独居，夫は5年前に他界			
	認知機能	問題有→	認知症の診断歴はないが，時折，短期記憶障害を認める（内服したことを忘れてしまうなど）					
	心理的問題	なし						
	その他：患者背景に関する特記事項（性格特性等） 娘に遠慮してしまうことがある。							

心不全病態	心不全の原因疾患：陳旧性心筋梗塞						
	心不全の発症・進展に影響する併存疾患：糖尿病（内服治療中）						
	その他の既往歴：特記事項なし						
	【現病歴】 心不全の原因疾患・併存疾患との，症状・診断・治療の経過	55歳時に，糖尿病と診断され，内服薬が開始となった。60歳時に，胸部圧迫感が出現し，心筋梗塞と診断され，カテーテル治療を受け，特に心不全症状なく経過していた。 75歳頃より，屋外の活動で息切れを感じるようになり，呼吸困難感が増悪し受診したところ，心不全が悪化していた。80歳時から，階段昇降など屋内での活動でも息切れを感じるようになり，自宅内でもあまり動かなくなった。娘のいない日中に，内服薬の飲み忘れ，過活動になることがあり，年に1～2回程度心不全入院するようになった。今回，娘が出張で2日間家を明けていたところ，呼吸困難感が出現し，受診したところ，心不全の診断で，6回目の入院となった。入院後，酸素投与と利尿薬の調整で心不全は改善し，病日12日で退院となった。					
	心不全進展ステージ		C		NYHA		Ⅱ
	心機能，その他の検査・身体所見 ＊問題点抽出時の記載	左室駆出率（%）	38	BNP/NT-proBNP（pg/mL）			BNP	547.9
		その他（胸部X線検査，心電図，心エコー，カテーテル検査，血液検査，BMI，バイタルサイン等） 胸部単純X線検査：CTR 65%，肺うっ血所見あり，胸水なし，心電図：82回/分，洞調律 血圧：130/76mmHg，呼吸回数：20回/分，SpO₂：95%，BMI：18，HbA1c：6.0% LDL：120mg/dL，HDL：45mg/dL，TG：100mg/dL，体重50kg（＋3kg/1週間），下肢浮腫あり						

心不全治療	薬物療法 （心不全治療薬/進展予防のための治療薬も含む） ＊一般名で記載	②ACE阻害薬	エナラプリル	選択		一般名
		⑥利尿薬	フロセミド	選択		一般名
		④MRA	スピロノラクトン	選択		一般名
		選択		選択		一般名
	非薬物療法	心臓電気デバイス		無	酸素・呼吸補助療法	無
		手術・カテーテル治療	有→		経皮的冠動脈インターベンション治療	

セルフケアの状況	心不全に関する知識：娘とともに心不全指導を受けており，心不全や治療の理解，減塩などの生活上の注意点は意識できていた。 セルフモニタリングと受診行動：体重測定は，週に3回程度，娘の援助を受けて実施していた。 服薬管理：家族が声かけすることで，一包化したものを内服できている，昼の薬は飲み間違えることが週に1回程度ある。 栄養・水分管理：毎日の食事は，娘が塩分・カロリーを気を付けているが，娘の仕事が多忙になると，お総菜などが増えて塩分を取りすぎてしまうことがあった。水分は朝昼夕寝る前で，コップ1杯（約150mL程度）飲むようにしていた。 身体活動：屋内の生活基本的には自立して行えている。2階建て住居で寝室が2階にあり階段昇降時は，息が切れるため休み休み階段昇降をしている。娘不在時は，家事（炊事・掃除など）を無理していることがある。 喫煙状況：喫煙歴なし その他：特記事項なし

本症例への療養指導	介入の場　　病院（入院）
	【問題点】心不全の急性増悪因子のアセスメント（ステージA/Bでは心不全に進展する可能性のアセスメント） 家族への遠慮からくる過活動と，家族不在時の塩分過多，認知機能低下による服薬管理不良により，心不全が悪化している。
	【療養指導の実際】（心不全発症・進展・増悪予防のポイント，指導した具体的内容，多職種，病院・地域との連携，家族への支援を含む，テーマに沿って，工夫した点を具体的に記載） 理学療法士と協働し，どの程度まで活動が可能なのかを査定し，階段昇降は過負荷となることを本人・娘に伝えて，1階で過ごせるように住環境を整えた。娘が多忙になる際は，塩分過多となりやすいことを栄養士と振り返り，一時的に宅配食を頼むことを指導した。また，日中独居で，昼の内服間違えが多かったため，薬剤師が介入し，内服をなるべく朝にまとめるなどして，飲み忘れへの対処を行った。本人への指導は，認知機能に合わせて，なるべく指導項目をしぼり，書面に残して繰り返し説明するなどして介入した。退院後は，訪問リハビリでも心不全管理を協力してもらえるように，サマリーにて申し送りを行った。
	【療養指導の結果】 1階の居住スペースで過ごせるように住宅環境を整えたことにより，「1階で過ごせば苦しくなることもない」と，屋内では心不全症状を呈することなく経過できてた。娘が多忙な際は，宅配食を頼むことにより，「（介護の）限界を感じていたが，なんとか頑張れそうです」との反応が聞かれた。昼の内服をなくしたことで，娘の援助を受けながら，内服間違えも少なくなった（月に1回程度）。指導内容を絞ったことで，混乱なく経過できた。通所リハでは，体重・血圧測定に加えて，心不全症状の有無を定期的に確認し，1年以上心不全入院なく経過できている。
	【療養指導の評価・今後の課題】 認知機能の低下がみられるため，本人には指導項目を絞り，娘の介護負担も考慮しつつ，過活動・塩分過多，服薬管理不良への対応を行い，生活調整を行うことで心不全の悪化が回避できているため，有効な介入であった。今後は，高齢に伴い，認知機能・身体機能がさらに低下することも考慮すると，在宅医療なども検討が必要である。

【備考】	

ワンポイントアドバイス

一貫性のある記載のためには，テーマ選択がポイント

● どのような意図で介入したのかを考慮しテーマを選択したほうが，一貫性のある記載となります。

【例】心不全ステージＣ：初回心不全の心不全患者（表1）

　①初期教育としての療養指導を優先させる場合

　　➡「ステージＣ：初発心不全患者への療養指導」（Ａさん）

　②高齢者で認知機能の低下があり，高齢者の特徴を踏まえて配慮，工夫された療養指導を優先させる場合

　　➡「高齢心不全患者への療養指導」（Ｂさん）

表1 心不全ステージに合わせた療養指導/個別性を重視した療養指導

症例テーマの選択例 { Ａさん ➡「ステージＣ：初発心不全患者 / 繰り返す心不全患者」
　　　　　　　　　　Ｂさん ➡「高齢心不全患者」

ステージ	C	
	初発心不全	繰り返す心不全
治療目標	症状コントロール / QOL 改善 / 入院予防・死亡回避 / 再入院予防 / 緩和ケア	
指導介入	＜初期教育＞ ・心不全の病態や知識，病みの軌跡 ・疾病管理方法など	＜初期教育＞ ・心不全増悪の因子に焦点を当てた ・生活の改善策や新たな療養行動の提案など
Ａさん 壮年期	40 歳 ・一家の大黒柱 ・心不全の知識不足：塩分過多，過活動 →一通りの心不全の概要や生活指導を実施 →心不全手帳：セルフモニタリング →食事を作る家族への塩分管理	50 歳　　　　　　　　　　※進展ステージ ・不規則な仕事，営業職への変更 ・接待による外食，ストレスによる暴飲暴食 →ストレスマネージメント，行動変容支援 →外食時の注意事項に焦点を当てた塩分管理指導
Ｂさん 高齢者	75 歳 ・認知機能の低下・短期記憶障害あり ・一部，家族のサポートを受けながら生活 →認知機能に合わせた焦点化した指導 　（内服管理の一包化，焦点を当てた症状マネジメントなど） →家族の見守り・協力	85 歳　　　　　　　　　※高齢者の特性に配慮 ・認知症の発症・進行 ・家族の介護負担 →本人の生活・意向に合わせた環境調整の強化 　療養の希望は，早めに確認 →家族の介護負担を考慮しつつ巻き込む

わかりやすい症例報告書を記載するコツ

わかりやすい文章とは

- 症例報告書を記載する際にまず大切にすることは,読み手のことを思って記載することです。自分が書きたい内容＝相手が欲しい情報,伝わる内容とは限らないことを念頭におきましょう。

- 事実を基にアセスメントし,療養指導につなげ,その結果を記載していく必要があります。<u>「情報（＝事実）」と「分析・アセスメント結果（＝自分の考えたこと）」をしっかりと分けて記載する</u>ように心がけましょう。

- 患者と直接かかわっていない者が読んでも,わかる文章を心がけましょう。そのため,重要な情報はしっかり押さえて記載することが必要です。

- 心不全患者は,多疾患併存患者も多く,循環器を専門とするスタッフがかかわるとは限りません。そのため,専門用語や略語を多用すると,読み手によっては伝わらない表現となります。他職種,他施設を含めた<u>他者が理解しやすい文章表現となっているか</u>を意識していく必要があります。

ワンポイントアドバイス

①略語を記載する際のルール
- 読み手に正しく伝わるように,初回使用時には,[日本語正式名称]（[フルスペル表記],以下[略語]）のように,「日本語正式名称」,「フルスペル表記」,「略語」を記載します。
  【例】僧帽弁逆流（mitral〔valve〕regurgitation,以下MR）

②薬剤名は「一般名」で記載する
- 商品名はそれぞれの製薬会社が商品に付けた名前である一方,一般名は商品に含まれる成分を示し,全世界共通であるため,ガイドラインでも示されている「一般名」で示すように心がけましょう。
  【例】商品名「ラシックス®」の記載ではなく,一般名「フロセミド」と記載します。

③「症例報告書」の作成は,自己の実践を振り返る省察（reflection）の機会とする
- 普段なにげなく実践している心不全療養指導でも,意識的に書面に示すことで,自己の実践を振り返る機会となり,自己の成長につながる可能性があります。

■文献

1) 日本循環器学会/日本心不全学会合同ガイドライン:急性・慢性心不全診療ガイドライン（2017年改訂版）. 2018.
   https://www.j-circ.or.jp/cms/wp-content/uploads/2017/06/JCS2017_tsutsui_h.pdf〔2023年1月閲覧〕
2) 日本循環器学会:「心不全療養指導士ホームページ」
   https://www.j-circ.or.jp/chfej/〔2023年1月閲覧〕

CHECK POINT

Q. 正しいものに○，誤っているものに×を付けましょう。

☐	1	症例報告書は，自分がわかる文章であればよい。
☐	2	症例報告書は，症例テーマに沿った一貫性のある記載が求められる。
☐	3	療養指導の結果を言語化・可視化していくことは，多職種連携のうえでも重要である。
☐	4	療養指導時は，身体的な側面のみを把握するだけで十分である。
☐	5	セルフケア状況には，心不全に関する知識，セルフモニタリングと受診行動，服薬管理，栄養・水分管理，身体活動，喫煙状況などが含まれる。
☐	6	薬物療法の記載は，「一般名」で記載する。
☐	7	症例報告書を記載する際は，専門用語や略語を多用することが奨励される。
☐	8	略語を使用する際，初回使用時に，「日本語正式名称」，「フルスペル表記」，「略語」を記載する。
☐	9	ほかの職種が実施した指導は関係ないので，症例報告書には記載しない。
☐	10	症例報告書の作成は，自己の実践を振り返る省察の機会となり，自己の成長につながる可能性がある。

（解答はp180参照）

練 習 問 題

Q 下記の症例報告書の記載で，**不適切な表現をその理由も含めて5つ答えよ。**

症例番号	1	テーマ			(6) 高齢心不全患者への療養指導			
患者背景	年齢（歳）	85	性別	女	職業	無	職種	元会社員
	医療助成	無	助成の種類					
	介護保険	要支援1	介護サービス		通所リハビリ（週に1回，送り迎えあり）			
	家族構成	同居	家族の状況		娘（50歳代，会社員）と2人暮らし，日中は独居，夫は5年前に他界			
	認知機能	問題有→	認知症の診断歴はないが，時折，短期記憶障害を認める（内服したことを忘れてしまうなど）					
	心理的問題	なし						
	その他：患者背景に関する特記事項（性格特性等） 娘に遠慮してしまうことがある。							

心不全病態	心不全の原因疾患：陳旧性心筋梗塞							
	心不全の発症・進展に影響する併存疾患：糖尿病（内服治療中）							
	その他の既往歴：特記事項なし							
	【現病歴】心不全の原因疾患・併存疾患の，症状・診断・治療の経過	陳旧性心筋梗塞で，経皮的冠動脈インターベンション治療後の患者で，定期フォローされていた。今回，呼吸困難感を訴え，心不全の診断で，入院となった。						
	心不全進展ステージ		C		NYHA	Ⅱ		
	心機能，その他の検査・身体所見 ＊問題点抽出時の記載	左室駆出率（%）	38	BNP/NT-proBNP (pg/mL)		BNP	547.9	
		その他（胸部X線検査，心電図，心エコー，カテーテル検査，血液検査，BMI，バイタルサイン等） 胸部単純X線検査：CTR 65%，肺うっ血所見あり，胸水なし，心電図：82回/分，洞調律 血圧：130/76mmHg，呼吸回数：20回/分，SpO₂：95%，BMI：18，HbA1c：6.0% LDL：120mg/dL，HDL：45mg/dL，TG：100mg/dL，体重50kg（＋3kg/1週間），下肢浮腫あり						

胸部単純X線検査：CTR 65%，肺うっ血所見あり，胸水なし，心電図：82回/分，洞調律
血圧：130/76mmHg，呼吸回数：20回/分，SpO_2：95%，BMI：18，HbA1c：6.0%
LDL：120mg/dL，HDL：45mg/dL，TG：100mg/dL，体重50kg（＋3kg/1週間），
下肢浮腫あり

心不全治療	薬物療法（心不全治療薬/進展予防のための治療薬も含む）＊一般名で記載	②ACE阻害薬	レニベース	選択	一般名
		⑥利尿薬	ラシックス	選択	一般名
		④MRA	アルダクトンA	選択	一般名
		選択		選択	一般名
	非薬物療法	心臓電気デバイス	無	酸素・呼吸補助療法	無
		手術・カテーテル治療	有→	経皮的冠動脈インターベンション治療	

セルフケアの状況	心不全に関する知識：娘とともに心不全指導を受けており，心不全や治療の理解，減塩などの生活上の注意点は意識できていた。 セルフモニタリングと受診行動：体重測定は，週に3回程度，娘の援助を受けて実施していた。 服薬管理：家族が声かけることで一包化したものを内服できている。昼の薬は飲み間違えることが週に1回程度ある。 栄養・水分管理：毎日の食事は，娘が塩分・カロリーを気を付けているが，娘の仕事が多忙になると，お総菜などが増えて塩分を取りすぎてしまうことがあった。水分は朝昼夕寝る前で，コップ1杯（約150mL程度）飲むようにしていた 身体活動：屋内の生活基本的には自立して行えている。2階建て住居で寝室が2階にあり階段昇降時は，息が切れるため休み休み階段昇降をしている。娘不在時は，家事（炊事・掃除など）を無理していることがある。 喫煙状況：喫煙歴なし その他：特記事項なし

本症例への療養指導	介入の場		病院（入院）	
	【問題点】心不全の急性増悪因子のアセスメント（ステージA/Bでは心不全に進展する可能性のアセスメント） 家族への遠慮からくる過活動と，家族不在時の塩分過多，認知機能低下による服薬管理不良により，心不全が悪化している。			
	【療養指導の実際】（心不全発症・進展・増悪予防のポイント，指導した具体的内容，多職種，病院・地域との連携，家族への支援を含む，テーマに沿って，工夫した点を具体的に記載） 入院後，安静・酸素投与で，心不全は改善した。 心不全の概要，塩分・水分制限，過活動にならないように，パンフレット用いて指導し，理解が得られたため退院となった。			
	【療養指導の結果】 指導の結果，理解が得られ，心不全症状も改善し，退院となった。			
	【療養指導の評価・今後の課題】 特に問題なく退院できた。			

【備考】

解答・解説

解答①

【現病歴】について，ステージC
に至るまでの経過が記載されて
いないため不明。

[解説]

記載例は図2（p175）を参照。
【心不全の発症・進展に影響する併存疾患】として糖尿病があるため，
その診断と治療の経過もステージAの重要な情報です。そして，ステー
ジBへと移行する【心不全の原因疾患】である心筋梗塞の発症の経緯
や，その治療状況，【心不全症状の発症状況】すなわちステージCへの
進展なども記載します。

記載テーマを「ステージC：心不全を繰り返す患者への療養指導」にす
る場合は，繰り返している状況がわかるような記載が必要です。同様
に「ステージD：難治性心不全患者に対する療養指導」では，難治性心
不全であることが判断できるような記載，「ステージD：人生の最終段
階にある心不全患者への療養指導」では，人生の最終段階にあると判
断できる状況を記載します。

解答②

【薬物療法】が一般名で記載され
ていない。

[解説]

記載例は図2（p175）を参照。症例報告書では，ガイドラインでも示さ
れている「一般名」で示すように指定されています。そのため商品名で
はなく，一般名で示す必要があります。

解答③

【療養指導の実際】について，問
題点に沿った個別的な指導内容
が読み取れない。

[解説]

記載例は図2（p175）を参照。本症例では，問題点として「家族への
遠慮からくる過活動」，「家族不在時の塩分過多」，「認知機能低下によ
る服薬管理不良」が挙げられているため，その問題点に対して優先度
の高い指導を多職種と連携しながら実施した経過を示す必要がありま
す。また，テーマとして「高齢心不全患者への療養指導」を選択してい
るため，高齢者の特徴を踏まえて配慮・工夫した介入をどのように意
図的に行ったか，その内容を記載する必要があります。

解答④

【療養指導の結果】が，心不全の
経過のみで，指導結果としての
患者の反応・変化が記載されて
いない。

[解説]

記載例は図2（p175）を参照。指導の結果として，患者・家族の言動か
ら，セルフケア行動がどう変化したのか，それにより，心不全のコン
トロール状況はどう変化したのかを記載する必要があります。

解答⑤

【療養指導の評価・今後の課題】
について，指導効果の評価が記
載されていない。

[解説]

記載例は図2（p175）を参照。介入した結果がどうなったのか，有効な
介入であったのか，その理由はなにか，残された課題はあるのか，ど
うしたら有効な改善となるのか，PDCAサイクルを意識して記載する
必要があります。

| CHECK POINT解答 | 1 | × | 2 | ○ | 3 | ○ | 4 | × | 5 | ○ | 6 | ○ | 7 | × | 8 | ○ | 9 | × | 10 | ○ |

2 療養指導をどう評価し，修正する？

中野直美

 この項目で押さえたいこと

1 療養指導の評価の基本的な考え方について知りましょう。

2 心不全の療養指導が適切に行われているか，療養指導の評価の視点について知りましょう。

3 療養指導を行ううえでのアウトカムについて考えることができるようになりましょう。

4 心不全多職種チームカンファレンスの運用方法について知りましょう。

療養指導をどう評価し，修正するか

- 知識を提供するだけではなく，患者自身が納得し，自ら疾病管理を行い，<u>自己管理能力を向上できるように療養指導を行うことが重要です</u>。
- 心不全患者の療養指導は，患者・家族の療養上の課題を抽出し，アセスメント，計画立案，評価，修正を繰り返し，療養指導が継続できるように支援することが重要です。
- 個々に合わせた効果的な療養指導を行うためには，療養指導を評価・修正を繰り返し行うことが重要です。

1．療養指導の評価の基本的な考え方について知る

- 療養指導やケアの質の評価として，ドナベディアンが「ストラクチャー（構造）」，「プロセス（過程）」，「アウトカム（成果）」の3つの視点を提唱しています。それぞれの視点から，療養指導の評価項目を示します（図1）[1]。

①ストラクチャー（構造）

- 多職種チームが必要な構成員で形成されているか，療養指導を実施する場が確保できているか（病棟・外来・心臓リハビリテーション室・地域など），地域連携・病診連携

▪図1▪ 療養指導の評価項目

アウトカム
（成果）
・死亡率, 再入院率
・症状の増悪による
　受診回数
・心理精神症状
・QOL（一般的・疾病特異的）
・セルフケア能力
・患者満足度
・医療従事者の満足度
・医療費→増悪の早期発見により
　急性期の治療の回避あるいは軽減

プロセス（過程）
・ガイドラインに基づく薬物治療/非薬物療法
・患者教育➡効果的な教育方法, 資材の開発
・定期的な外来受診, 検査
・訪問指導/看護
・医療従事者への教育

ストラクチャー（構造）
・各専門職の存在
　➡医師, 看護師, 薬剤師, 理学療法士, 栄養士, ソーシャルワーカー
・チーム医療
・疾病管理を提供する場
　➡病棟・外来・心臓リハビリテーション, 地域

（文献1より転載）

などのネットワーク構築ができているかなどが含まれます。患者特性や医療制度などにより, 実施される療養指導の構造が異なると考えられます。

②プロセス（過程）

● ガイドラインに基づいた治療, 療養指導の内容や指導形態, 重症化を早期発見するための検査内容や頻度, 心不全療養指導士を含む医療者の知識・技術を向上させるための教育などが含まれます。

③アウトカム（成果）

● 死亡率, 再入院率の低下, 患者報告アウトカム（抑うつ・不安やQOL）は, 重要な臨床的なアウトカムです。さらに, 正しい知識, 治療アドヒアランス, セルフケア能力なども, 療養指導を評価するうえで重要なアウトカムです。

必須知識 **!!**

療養指導の原則

■ 患者と医療スタッフとの間に信頼関係が確立されるまでは, 患者に対して否定的判断や一方的な働きかけは避け, 患者の感情や考えに耳を傾け, 理解し, 示すこと（傾聴と共感）が大切です。
■ 療養指導を行う医療者は, 患者のよきパートナーとして患者の立場に立ち, 支援するとともに必要かつ適切な情報を提供し, 自己管理能力を向上させる必要があります。

2．療養指導の評価の視点

必須知識 療養指導の評価

■ 療養指導の目的は，病状を安定化させること，心不全症状を増悪させ
ないこと，再入院をさせない（または減らす）ことです。

■ 療養指導したことを患者が理解した・実行に移せた・継続している，
という評価は必須であり，それが病状の安定，再入院の回避につなが
ります。

■ 療養指導の評価の視点には，心不全患者の指導前後の行動評価，療養
指導者の指導力，指導内容，指導方法などの評価も挙げられます。

①心不全患者を多角的（身体面・精神面・社会面）に評価する

● 身体面の評価として，心不全増悪を疑わせる症状（体重増加，息切れ，浮腫など）の有
無を確認します。

● 日常生活動作（ADL）を含む身体機能の低下がないかを確認します。

● 脳性ナトリウム利尿ペプチド（BNP）などの検査データの値に変わりはないか把握し
ます。

● 心理的要因が，療養指導の内容を守れないことに影響している場合もあります。心不
全における抑うつ合併の頻度は高く，早期より抑うつのスクリーニングをすることが
望ましいです。

● 家族を含めた介護者や地域連携は，心不全患者の自己管理行動に影響し，特に高齢者
の場合は顕著です。状況に応じて，家族を含めた指導や社会資源による支援を踏まえ
た指導をしましょう。

②患者の疾患や自己管理に関する知識・技術を評価する

● 患者が心不全ステージのどの段階にいるかを，患者・家族・医療者で共通認識したう
えで，心不全ステージに合わせた療養指導を行います。

● 医療者は，患者が自己の疾患をどの程度理解しているかを，心不全の知識を評価する
尺度（表1）[2] などを用いて把握し，個々に合わせた療養指導を行います。

● 療養指導の際は，心不全増悪の症状を具体的に説明し，早期発見のためのセルフモニ
タリングの方法を指導する必要があります。

● 心不全療養指導士は，実施した療養指導が患者の療養行動に即していたか，行動変容
につながっていたかを定期的に評価するとともに，改善する必要があります。

● 患者が，療養指導内容をどの程度理解しているか評価するために，セルフケア尺度（表
2）[3] などを用いて評価することが可能です。

● 増悪予防につながった行動に対しては，患者にポジティブフィードバックを行い，患
者の自己効力感を高められるように指導します。

表1 心不全の知識を評価する尺度

	はい	いいえ	わからない
①心臓で酸素と二酸化炭素が交換される			
②心不全症状に息切れや息苦しさがある			
③心不全が悪化すると急に体重が増えることが多い			
④心不全は過労やストレスで悪化する			
⑤塩分は体内に水分貯留させる作用がある			
⑥利尿薬は体の余分な水分を取り除く作用がある			
⑦心不全患者は状態や重症度に関係なく，運動はしないほうがよい			

（文献2より転載）

表2 心不全のセルフケア評価尺度 Ver7.2

回答は個人が特定されるような形で公開されることはありません。
このアンケートでは，この1カ月間について感じたことを回答してください。
以下の項目は，心不全の方が自分自身の状態をよくするために取る行動です。
以下のことをどのくらいの頻度で，もしくは日常的に行っていますか？

	まったくしない		ときどき行う		いつも行う
①病気にならないようにしていますか？ （例：手を洗う）	1	2	3	4	5
②運動をしていますか？ （例：早歩き，階段を使う）	1	2	3	4	5
③塩分の少ない食事をしていますか？	1	2	3	4	5
④日常的な健康管理のために医療者の診察を受けていますか？	1	2	3	4	5
⑤処方された薬をを忘れることなく飲んでいますか？	1	2	3	4	5
⑥外食時は塩分の少ない物を注文していますか？	1	2	3	4	5
⑦毎年，インフルエンザの予防接種を受けていますか？	1	2	3	4	5
⑧家族や友人を訪ねる際には塩分の少ない食事をお願いしていますか？	1	2	3	4	5
⑨薬の飲み忘れをしない工夫をしていますか？	1	2	3	4	5
⑩医療者に飲んでいる薬について質問しますか？	1	2	3	4	5

（文献3より転載）

**ワンポイント
アドバイス**

● 日々の診療・ケアでの会話を通して患者の基本的な自己管理能力を評価することも可能です。患者に必要な療養指導を見きわめましょう！
● 基本的な自己管理能力
　✓ 毎日決められた時間に体重を測定し，測定結果を記録する
　✓ 心不全増悪症状がないか確認し，増悪時は病院へ連絡する，受診するなどの対処行動が取れる
　✓ 食事療法を行うことができる
　✓ 運動療法を行うことができる
　✓ 処方された薬を正しく内服することができる
　✓ 定期的に受診することができる
　✓ 禁煙，節酒ができる
　✓ 過労やストレスを避ける行動が取ることができる

③療養指導の評価はシステム（指導内容，指導方法）や指導者（指導力）に対しても実施する必要がある

● 集団指導・個別指導それぞれの利点があり，患者に合わせた指導形態を選択できているかの評価は重要です。療養指導の形態による評価のポイントを示します（表3）[4]。

表3　療養指導の効果と評価

①集団指導は主に知識面で評価される
②個別指導は絶対評価で，変化を具体的に評価する
③正しい情報とプライバシーが守られる必要がある
④効果の評価は医療チームのなかで検討のうえで行われる

（文献4より転載）

● 心不全多職種チームカンファレンスでは，患者に適した指導内容・教材・目標を多職種の視点で検討して，療養指導が実践できるよう配慮できているかを評価します。
● 心不全多職種チームカンファレンスの評価のポイントを示します。
　1）チームメンバーが意見を共有する会議が定期的に開催され，主治医も出席している
　2）療養指導を担当する医療専門職全員の指導の一貫性が保たれている
　3）主治医からほかのチームメンバーに治療方針が示され，チーム内で退院目標が共有されている
　4）カンファレンスでの決定事項の実施状況とその効果を定期的に評価する
● 心不全療養指導士は自己研磨を行い，常に新しい情報発信ができ，患者へ影響を与えられているかを評価します。
● 療養指導者に対する評価として，療養指導スタッフからの評価と患者による評価があり，そのポイントを示します。
　1）療養指導スタッフからの評価
　　✓療養計画は適切であったか
　　✓職種間の役割分担を適切に行い，協調的，意欲的に行えたか
　　✓療養指導が，患者の病態の改善につながったか

Ⅲ章

2

療養指導をどう評価し，修正する？

2）患者からの評価

　　✓療養指導内容が十分理解できたか

　　✓個別的問題に対しても，適切に対応されたか

　　✓心不全療養指導士としてのカウセリング，コーチングが効果的にできているか

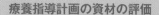

療養指導計画の資材の評価

- 各職種が共通して用いる患者指導のフォーマットがあると，指導内容の質が維持されます。
- 各職種が患者にわかりやすく，専門性をもった指導資料の作成が必要です。

■文献

1）Donabedian A : An introduction to quality assurance in health care. Oxford University Press, UK, 2003.

2）Kato N, Kinugawa K, Nakayama E, et al : Development and psychometric properties ore the Japanese Heart Failure Knowledge Scale. Int Heart J 54 : 228-233, 2013.

3）SelfCare of Heart Failure Index v7.2.
http://self-care-measures.com/wp-content/uploads/2020/09/SCHFI-ver7.2-Japanese_version.pdf〔2023 年 1 月閲覧〕

4）日本糖尿病療養指導士認定機構編著：糖尿病療養指導ガイドブック 2022 －糖尿病療養指導士の学習目標と課題－．メディカルレビュー社，東京，2022.

［参考文献］

眞茅みゆき監修，池亀俊美ほか編：心不全におけるセルフケア．心不全ケア教本 第 2 版．メディカル・サイエンス・インターナショナル，東京，2019.

CHECK POINT　Q. 正しいものに○，誤っているものに×を付けましょう。

☐	1	療養指導するうえで，自己管理の動機付けを行い，患者が自身の身体状況を知ることが必要である。
☐	2	療養指導では，患者や家族に知識の提供を行い，目標設定するのみでよい。
☐	3	患者自身が自らの療養行動を評価し，納得したうえで療養行動に移すことが重要である。
☐	4	患者に療養指導するうえで，家族への指導は必要ではない。
☐	5	療養指導は，患者・家族の問題抽出とアセスメント，指導内容の立案，実施，評価のサイクルが繰り返される。
☐	6	療養指導の評価，修正はチームで行うことが有用である。
☐	7	心不全進展ステージに関係なく，療養指導の内容は同一でもよい。
☐	8	治療アドヒアランスや自己管理行動の評価は，療養指導を評価するうえで重要なアウトカムである。
☐	9	療養指導を行ううえで，多職種連携や地域連携の強化は重要ではない。

（解答は p187 参照）

練習問題

Q1 以下の空欄に当てはまるものを答えなさい。
心不全患者に療養指導を行う際の，療養指導の評価の基本的考え方として（　a　），（　b　），（　c　）の3つがある。

Q2 以下の空欄に当てはまるものを答えなさい。
心不全療養指導の目的は，（　a　）の安定化，心不全症状の（　b　）または（　c　），心不全の（　d　）がないかである。

Q3 以下の空欄に当てはまるものを答えなさい。
心不全療養指導の評価には3つの視点がある。
①心不全患者の（　a　）ならびに（　b　）の評価
②心不全患者の（　c　）に関する知識・技術
③効果的な療養指導を行うためのシステム（〔　d　〕や〔　e　〕）や指導者（指導力）

CHECK POINT解答　**1**　○　**2**　×　**3**　○　**4**　×　**5**　○　**6**　○　**7**　×　**8**　○　**9**　×

Q1 **解答**
a：ストラクチャー（構造）
b：プロセス（過程）
c：アウトカム（成果）

Q2 **解答**
a：病態
b：消失
c：軽減
d：増悪症状

Q3 **解答**
a：身体面
b：心理行動面
c：自己管理
d：指導内容
e：指導方法

索引

実践！　心不全療養指導

2023 年 3月20日　　第 1 版第 1 刷発行

■編　集　　筒井裕之　　つつい ひろゆき
　　　　　　眞茅みゆき　　まかや みゆき

■発行者　　吉田富生

■発行所　　株式会社メジカルビュー社
　　　　　　〒162-0845 東京都新宿区市谷本村町2-30
　　　　　　電話　03(5228)2050(代表)
　　　　　　ホームページ https://www.medicalview.co.jp

　　　　　　営業部　FAX　03(5228)2059
　　　　　　E-mail　eigyo@medicalview.co.jp

　　　　　　編集部　FAX　03(5228)2062
　　　　　　E-mail　ed@medicalview.co.jp

■印刷所　　三美印刷株式会社

ISBN 978-4-7583-2200-3 C3047

©MEDICAL VIEW, 2023. Printed in Japan